PRÉCIS

DU

PALUDISME

Par

J. CRESPIN

PROFESSEUR SUPPLÉANT A L'ÉCOLE DE MÉDECINE D'ALGER

MÉDECIN DE L'HOPITAL DE MUSTAPHA

LAURÉAT DE L'INSTITUT (ACADÉMIE DES SCIENCES)

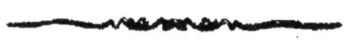

PARIS

A. MALOINE, ÉDITEUR

25-27, RUE DE L'ÉCOLE-DE-MÉDECINE, 25-27

1905

PRÉCIS DU PALUDISME

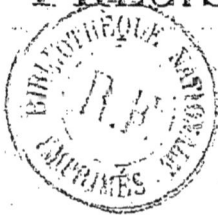

Valeur thérapeutique du Panbotano dans les manifestations paludéennes. (*Acad. de Méd.*, août 1895.)

Deux cas de névralgie diaphragmatique d'origine palustre. (*Bull. de la Soc. Méd. des Hôpitaux de Paris*, 5 novembre 1897.)

Diarrhée de Cochinchine attribuable à un proteus. Congrès de Montpellier, avril 1898.

La fièvre typhoïde chez les indigènes de l'Algérie (en coll. avec M. Busquet. *Bull. Méd.*, 27 janvier 1900.)

Un cas de pellagre (en collaboration avec MM. Gaucher et Sergent. *Bull. de la Soc. Méd. des Hôpitaux de Paris*, 23 février 1900).

Les auto-intoxications dans les infections des pays chauds. (Congrès international de Paris. *Section de pathologie générale*, août 1900.)

Comment on se défend contre les maladies coloniales. (*Guide du voyageur et du colon*, Paris 1900.)

Puerpéralité et paludisme. (*Bull. Méd.*, décembre 1900.)

Diagnostic entre la rémittente bilieuse et la fièvre jaune. (*Bull. de Méd. san. maritime*, 1900.)

La fièvre typhoïde dans les pays chauds. (*Régions prétropicales*, Algérie, ouvrage couronné par l'Institut. Académie des Sciences, Paris-Baillière 1901.)

Sur un cas de frambœsia observé en Algérie et qui paraît déterminé par un staphylocoque, en collab. avec M. Busquet (*Arch. de parasitologie*. (Année 1901. IV, n° 2.)

Les pyrexies dites climatiques dans les pays chauds. (*Ann. de la Société de Médecine de Gand*, 1901.)

Manifestations broncho-pulmonaires aiguës dans la malaria (en coll. avec M. Mailfert. *Arch. gén. de Médecine*, mars et avril 1901.)

Dracunculose observée à Bouchir. (Golfe Persique.) (*Arch. de parasitologie*, décembre 1901.)

Le climat d'Alger. (Decrezenzo. Alger 1903.)

L'hématozoaire de la malaria. Ses diverses formes envisagées au point de vue de leur correspondance en clinique. (*Gaz. des Hôpitaux*, 25 avril 1903.)

Pathogénie des accès et accidents pernicieux d'origine paludéenne. (Caducée, 2 mai 1903.)

Assistance en Algérie. (*Rapport au Congrès Colonial*, mai 1904.)

Application à l'Algérie de la loi du 15 février 1902 sur la santé publique. (*Congrès Colonial*, mai 1904.)

PRÉCIS

DU

PALUDISME

Par

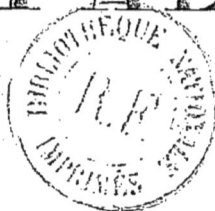

J. CRESPIN

PROFESSEUR SUPPLÉANT A L'ÉCOLE DE MÉDECINE D'ALGER
MÉDECIN DE L'HOPITAL DE MUSTAPHA
LAURÉAT DE L'INSTITUT (ACADÉMIE DES SCIENCES)

PARIS

A. MALOINE, ÉDITEUR

25-27, RUE DE L'ÉCOLE-DE-MÉDECINE, 25-27

—

1905

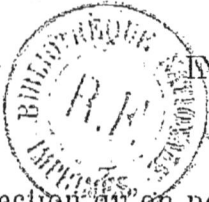

INTRODUCTION

L'objection qu'on peut faire à ce précis, c'est qu'il vient
après d'autres justement estimés, et dans lesquels la
question du paludisme a été si complètement étudiée
qu'elle semble avoir été épuisée. Les travaux français
de MM. Kelsch et Kiener, Laveran, Brault, Le Dantec et de
tant d'autres ne renferment-ils pas tout ce qu'il est utile
de connaître? A quoi bon un livre ou précis qui risque
d'être seulement la paraphrase des devanciers?

Cette objection peut facilement être écartée. En effet,
il n'y a guère en France qu'un traité complet du paludisme; c'est celui de Laveran, dont la dernière édition
porte la date de 1898. Depuis cette époque, que de chemin parcouru dans la voie des connaissances acquises
touchant le paludisme! La transmission de la maladie
par le moustique, les transformations de l'hématozoaire
dans le corps de cet insecte, les notions prophylactiques
qui en découlent, etc., etc., autant de points à peine
soupçonnés, il y a six ou sept ans.

Il n'en est pas moins vrai que le traité de Laveran est
le livre classique français par excellence, concernant la
malaria. Aussi doit-on toujours le consulter, quand on
veut connaître l'opinion classique française sur tel ou tel
point se rattachant au paludisme. De même le livre de
Kelsch et Kiener sur les maladies des pays chauds, conçu
dans un esprit différent du précédent, soulève à propos

1

du paludisme toutes les questions de pathologie générale. les plus hautes, les plus intéressantes, et fixe l'anatomie pathologique de la maladie d'une manière si précise, que les auteurs contemporains reproduisent presque tous, sans y rien changer, les descriptions données par MM. Kelsch et Kiener.

Il ne saurait donc être dans l'intention de personne de vouloir remplacer ces deux beaux monuments de la science française, le traité de Laveran, et le traité de Kelsch et Kiener.

Mais il nous a paru légitime de donner en raccourci, le tableau des doctrines concernant le paludisme, et cela, en puisant largement aux deux sources que je viens d'indiquer.

L'étudiant, le praticien sont effrayés par l'aspect et le volume d'un gros traité, et faute de temps, ne peuvent le consulter avec fruit.

Le présent ouvrage, par son peu d'étendue, représente tout à fait un livre de pratique courante, et il a soin de négliger les points mal établis, les théories trop fragiles.

Les idées personnelles que j'y ai introduites par places, y sont données dans le but de soulever le plus de problèmes possibles, mais si les arguments sur lesquels elles reposent, sont toujours fournis, elles sont entourées de réserves, indiquant que l'auteur ne veut les faire adopter qu'après vérification dûment faite.

Indépendamment des traités français, j'ai eu également ment recours aux ouvrages étrangers. Manson, Davidson, Scheube, Mannaberg, Bertrand et Klynens, Rhô, l'école italienne, qui contiennent sur le paludisme des pages remarquables. Notre littérature est tout à fait inférieure

sur ce point, à la littérature étrangère; et à l'exception
du traité de Laveran, tout ce qui a trait en France au
paludisme, se trouve inclus dans des livres sur les maladies des pays chauds et tropicaux, ou dans des publications, journaux. revues, rapports de Congrès, qu'il est
difficile de trouver au moment voulu.

Depuis ma sortie du Val-de-Grâce (1892), j'ai exercé
ma profession dans diverses régions, toutes palustres.
J'ai étudié le paludisme dans des terrains vierges de
culture, et que l'on remuait pour la première fois depuis
les Romains, (chemin de fer de Tunis à Bizerte); je l'ai
vu dans l'isthme de Panama, puis aux Antilles, dans l'Inde
Anglaise et en Algérie, où ma situation de médecin dans
un grand hôpital a mis à ma disposition des ressources
nouvelles.

C'est le fruit de mes études depuis douze ans, que je
condense dans ces quelques pages. Les difficultés que
j'ai eu à vaincre pour ne pas m'égarer dans le dédale des
manifestations paludéennes, j'espère les éviter en partie,
aux praticiens appelés à exercer dans les pays fièvreux.

Je serais également satisfait, si je puis contribuer à orien-
ter les esprits curieux de science vers l'étude passion-
nante du paludisme, si je puis en un mot, faire passer
chez mes lecteurs, un peu de l'enthousiasme que ces
questions ont suscité en moi.

En raison de l'importance que présente la lutte contre
le paludisme pour l'avenir de la colonisation, l'étude de
cette maladie a l'attrait d'un grand problème social,
fécond en conséquences pratiques, et dont tous les coloniaux devraient au moins connaître les principaux
termes.

PREMIÈRE PARTIE

Etiologie

CHAPITRE PREMIER

LE PALUDISME SUIVANT LES PAYS (PAYS CHAUDS ET PAYS TEMPÉRÉS).

Le paludisme est une maladie qui se rencontre partout, sous les mêmes traits essentiels, mais avec des différences profondes suivant les régions, en ce qui concerne les formes cliniques, la fréquence, la gravité.

Le paludisme que l'on trouve dans certaines localités de France, est assurément le même que celui des tropiques ; il est attribuable au même agent pathogène, l'hématozoaire de Laveran ; mais il est moins grave, il affecte des formes moins compliquées que dans les climats tropicaux et équatoriaux. Les raisons de cette différence sont multiples, mais peuvent se ramener à deux principales : 1o l'importance dans les pays chauds des causes secondes d'ordre climatique, qui, indépendamment de toute tare antérieure, agissent puissamment sur l'organisme, mais d'une manière encore mal déterminée; 2o l'importance des associations morbides dans les pays chauds. Des maladies pyrétogènes se mêlent, s'imbriquent fréquemment, d'où un complexus morbide bien fait pour dérouter l'observateur. Pareils faits s'observent aussi dans les pays tempérés, mais avec infiniment moins de fréquence. La typho-malaria existerait dans la plaine des Dombes et aurait été observée par les médecins lyonnais (J. Tessier), mais c'est à proprement parler une fièvre des pays chauds, et c'est aux médecins de l'armée et de la marine qu'on doit l'explication et la démonstration de l'association morbide qui constitue un tel syndrôme (Kelsch et Kiener, Vincent, etc.)

Dès lors, est-il besoin dans un court précis de passer en revue toutes les contrées du globe, en indiquant les ravages que la malaria fait dans chacune d'elles? Nous ne le croyons pas ; c'est plutôt l'œuvre des monographies spéciales, et aussi des volumineux traités, auxquels peuvent être annexées de nombreuses cartes, indiquant la répartition géographique des foyers de malaria. Le traité de Laveran renferme d'instructifs détails à cet égard. De même les publications de Grall sur le paludisme en Cochinchine. Pour l'Algérie, MM. Moreau et Soulié ont cheiché à tracer sur une carte les zones dans lesquelles la malaria est endémique, et ils ont réuni dans leur livre (1) tous les renseignements qu'ils ont pu recueillir touchant les foyers paludéens, avec l'indication de la morbidité et de la mortalité. Comme ils le disent eux-mêmes, l'inexistence des statistiques médicales en Algérie ne leur a pas permis de faire un travail comparable à ce qui se fait en Italie.

_____

(1) Répartition du paludisme en Algérie. (Alger, 1904, Jourdan.)

Au reste, les tracés ou cartes de ce genre ne doivent pas être immuables. Leur intérêt réside tout entier dans la comparaison que l'on peut faire à des intervalles de temps divers, entre les zones infectées et les zones qui ne le sont plus. On peut ainsi constater les progrès de l'assainissement, et se rendre compte de l'influence bienfaisante ou malfaisante de la colonisation. Le résultat définitif de toute colonisation en matière de paludisme est toujours heureux, mais les effets immédiats de la mise en culture d'un terrain vierge ou depuis longtemps resté inculte, sont désastreux, dans les pays chauds. Rappelons seulement quelques exemples classiques. Le gouvernement fut sur le point d'abandonner en Algérie, le village de Boufarik, qui est aujourd'hui une ville prospère de la plaine devenue salubre de la Mitidja. La construction du canal de Colon à Panama fut marquée par de véritables hécatombes. En 1895, l'expédition française de Madagascar se solda par une perte d'hommes considérable, du fait de la maladie, toujours la même, qui, en Algérie, en Amérique Centrale, à Madagascar, exerce ses plus grands ravages sur ceux qui remuent le sol. « Qui touche à la terre, creuse sa tombe », a-t-on dit quelquefois, en visant le travail de la terre sous les tropiques. Les colons de Boufarik, les terrassiers de l'isthme de Panama, les sapeurs du génie de Madagascar, prouvent l'exactitude de l'expression pessimiste que nous venons de rappeler.

Ces exemples-là — et d'autres pourraient être donnés en grand nombre — montrent que le paludisme est surtout redoutable dans les pays chauds, et il a fallu les entreprises modernes de colonisation, pour diriger les savants et les praticiens vers l'étude d'une maladie qui, en

Europe, est un peu négligée. A part les manifestations épidémiques célèbres (creusement du canal Saint-Martin, à Paris, en 1811 ; édification des fortifications en 1840), et quelques autres qui se perdent un peu dans la légende, le paludisme reste une maladie rare et bénigne dans les pays tempérés, ne constituant pas à proprement parler, une endémie. Il n'en a peut-être pas toujours été ainsi, même dans ces pays, puisqu'autrefois les habitants de certaines contrées marécageuses de France étaient connus pour avoir le teint jaune, un gros ventre, avec de temps à autre des accès de fièvre (dans la Loire-Inférieure, l'Indre, l'Hérault, la Nièvre, etc.). La cachexie palustre était connue dans ces régions, tandis qu'aujourd'hui elle est l'exception.

Sous les tropiques et dans les pays chauds, au contraire, la malaria est l'ennemie redoutable, avec la dysenterie. Il sembla même aux premiers observateurs qu'il ne pouvait y en avoir d'autre. L'histoire de la médecine en Algérie est là pour le démontrer. Une pléiade de médecins militaires des plus distingués, de 1830 à 1840, nia la fièvre typhoïde jusqu'au jour où Laveran, élève de Louis, trouva dans l'intestin de prétendus paludéens, morts d'accès pernicieux, disait-on, les ulcérations caractéristiques que son maître avait si bien décrites. Dès lors, la fièvre typhoïde eût droit de cité en Algérie, mais elle fût longtemps confondue avec les manifestations du paludisme et regardée comme exceptionnelle. On s'habituait difficilement à attribuer à une autre maladie que la malaria, le symptôme « fièvre » ; toute maladie fébrile était donc réputée de nature paludéenne. M. Kelsch, d'autres médecins de l'armée, et nous-même, avons démontré la fréquence et la gravité de la dothiénentérie en Algérie.

Il en fût de même dans les pays tropicaux. Le paludisme y règne en maître, et la fièvre typhoïde passait pour y être inconnue. Les travaux de M. Bérenger-Feraud ont démontré l'existence de cette maladie à la Martinique, et d'autres observateurs, étrangers et français, ont corroboré cette démonstration. La fièvre typhoïde existe bien en Algérie et sous les tropiques, mais elle y affecte des particularités indispensables à connaître pour faire le diagnostic avec les symptômes relevant du paludisme. Les méthodes nouvelles d'examen faciliteront d'ailleurs ce diagnostic et parmi elles, il faut mettre en première ligne, le séro-diagnostic de Widal qui a rendu de grands services dans les pays chauds en permettant de dépister une dothiénentie, dont la physionomie clinique était insolite.

La première différence à relever entre le paludisme des pays tempérés et le paludisme des pays chauds et tropicaux, c'est que dans les premiers, la maladie est caractérisée par des épidémies saisonnières, et que dans l'intervalle des saisons où elle sévit, les cas rencontrés sont tout à fait exceptionnels ; tandis que dans les pays chauds ou tropicaux, le paludisme sévit toute l'année, avec une recrudescence épidémique saisonnière remarquable.

Ce caractère saisonnier est plus ou moins apparent, à mesure qu'on se rapproche de l'équateur. En Algérie, le paludisme a sa recrudescence annuelle vers le mois d'août, et surtout vers le mois de septembre ; au Sénégal, c'est au mois de mai (Marchoux) que la maladie reprend son intensité de l'année précédente. Mais, sous des latitudes plus basses, alors que la saison dite de l'hivernage, période caractérisée par une extrême chaleur et une extrême humidité, empiète de plus en plus sur l'autre saison, la saison sèche, les recrudescences annuelles de l'endémie ou épidémie sont de moins en moins nettes, le paludisme ne s'apaisant pour ainsi dire jamais.

Il y a des différences entre le paludisme endémie et le paludisme épidémié. Elles peuvent se résumer dans les suivantes (Davidson),(1) qui donneront en même temps une idée de ce qu'est le paludisme dans les pays tempérés et dans les pays chauds.

1º Dans les pays où les types tierce et quarte dominent, endémiquement, le type quotidien est le plus fréquent pendant la période d'épidémie ; dans les pays où règnent endémiquement les types quotidiens et double-tierce, ceux-ci sont remplacés par des types rémittents ou pseudo-continus ; les fièvres, avec périodes courtes d'apyrexie, rémittentes ou continues, prédominent au moment où l'épidémie est à son acmé.

2º Les accès pernicieux, comateux et algides, sont plus fréquents au moment de l'épidémie.

3º La destruction des globules rouges, avec hémorragies multiples, anémie profonde, cachexie, se fait beaucoup plus rapidement en temps d'épidémie.

4º Les indigènes, qui sont relativement épargnés dans la période endémique, sont touchés sévèrement pendant l'épidémie.

C'est dire que le paludisme est plus grave, beaucoup plus grave, au moment de la recrudescence épidémique annuelle, que pendant le reste de l'année. C'est dire aussi

---

(1) Davidson. *Diseases of warm climates*. London, 1893, p. 183.

que dans les pays tempérés, où l'on observe généralement des fièvres intermittentes, la maladie devient également plus sérieuse au moment de l'épidémie annuelle,
mais est loin de revêtir la sévérité qu'on observe dans les
pays chauds, dans le même moment. En étudiant les
formes cliniques du paludisme, nous savons que les types
morbides sont de plus en plus graves, au fur et à mesure
que l'intermittence devient moins nette pour faire place
à la rémittence ou à la continuité.

CHAPITRE II

CONDITIONS DE DÉVELOPPEMENT DU PALUDISME

Nous ne voulons pas parler encore de l'hématozoaire et du moustique, et nous voulons simplement énumérer et étudier les conditions ressortissant au sol et à certains éléments cosmiques, dont l'influence, pour n'être que secondaire, n'en est pas moins importante à considérer.

Le paludisme a été regardé pendant longtemps comme une maladie prenant son origine dans le sol ; et pour se développer, la chaleur et l'humidité ont paru et paraissent encore être des conditions nécessaires. Si les découvertes récentes ont modifié quelque peu l'explication que l'on donnait touchant l'influence du sol, de la chaleur et de l'humidité sur le développement du paludisme, il n'est pas inutile néanmoins de se demander comment on peut envisager l'action de ces trois éléments, en y ajoutant celle des vents.

A. *Sol*. — Comment ne pas incriminer le sol, alors que dans certains pays, comme nous l'avons déjà dit, il suffit de creuser un trou pour voir éclore des épidémies formidables de malaria ?

Le terme d'intoxication tellurique était usité autrefois pour désigner la maladie. Alors que l'organisme pathogène était inconnu, cette dénomination se concevait, mais comme le fait remarquer Laveran, elle ne saurait s'appliquer à une maladie parasitaire. C'est surtout dans les écrits de L. Colin, que la doctrine de l'origine tellurique fût soutenue avec le plus de force, pour réagir contre la doctrine *miasmatique* des médecins de l'armée, ses prédécesseurs, qui voyaient dans le marais la cause unique, nécessaire et suffisante, pour faire éclore la maladie. Félix Jacquot, pour expliquer la présence du paludisme, alors qu'il n'y avait pas de marais dans le voisinage, n'allait-il pas jusqu'à supposer des marais-souterrains, hypothèse absolument gratuite d'ailleurs? Fonsagrives, en présence des cas de malaria développés à bord des navires, invoquait un marais nautique, formé par l'eau qui séjourne toujours au fond des cales, alors que la durée de l'incubation permet très bien de se rendre compte de ces faits, la maladie ayant été contractée à terre et ne s'étant manifestée à bord qu'au bout de plusieurs jours. L. Colin n'eût pas de peine à démontrer que le sol de certains pays, suffisamment chauffé par le soleil, contenait en lui-même la raison d'être des manifestations paludéennes, et que celles-ci n'avaient nullement besoin pour éclater, des émanations d'un marécage. Parmi les causes qui peuvent donner au sol la qualité fébrigène, L. Colin mentionne avec juste raison, l'absence de culture.

L'histoire de la colonisation dans tous les pays du monde, vient à l'appui de ces idées, et nous l'avons déjà dit à propos de la répartition géographique de la malaria.

S'il se développe des cas de paludisme à bord, c'est que l'infection a été contractée à terre, et toujours les navires en rade, quand les marins ou passagers ne descendent pas sur la côte, sont indemnes de malaria alors que le littoral voisin est fort éprouvé. On a vérifié ce fait partout, notamment à Majunga (1895). (Vincent et Burot.)

Et cependant, quelques faits vont à l'encontre de l'influence tellurique, impuissante à les expliquer. Ainsi, pour l'île de la Réunion et l'île Maurice « les colons de race blanche ont pu s'y livrer à tous les travaux de culture sans éprouver la moindre atteinte de paludisme. Celui-ci apparut brusquement en 1865. Il est très probable que le protozoaire de la malaria fût importé dans l'île par des émigrants indiens ou peut-être par des plantes provenant de Madagascar, comme cela s'est passé pour le phyloxéra en France. La même contamination est à craindre dans l'avenir pour la Nouvelle-Calédonie, à cause du voisinage des Nouvelles-Hébrides, foyer intense de paludisme.» (Le Daniec.)

Certains auteurs ont cherché des relations de cause à effet entre la constitution géologique du sol et l'éclosion de la malaria. Ainsi, Day, observant dans l'Inde, dit que les sols mouvants, poreux, sablonneux, sont très favorables à la production du paludisme. Hirsch, au contraire, montre que les sols sablonneux n'engendrent pas la malaria, et il prétend le vérifier aussi bien dans l'Inde qu'en Europe. Davidson (*loc. cit.*), fait remarquer, à propos de l'opinion de ces deux auteurs, que tout dépend de la nature du sous-sol. Des terres sablonneuses contenant une nappe d'eau à peu de distance de la surface, sont évidemment propices au développement du paludisme. D'une manière générale, on peut dire que la maladie n'aime pas les sols calcaires, qui ne retiennent l'humidité que faiblement, alors qu'elle se développerait avec prédilection sur un sol argileux.

Le docteur Grellet d'El-Biar, a fait des constatations analogues et il a demandé à l'Académie de médecine de vouloir bien faire une enquête pour contrôler les trois propositions suivantes :

1° Une immunité à peu près complète à l'égard de la malaria existe pour les pays dont les terres contiennent naturellement, dans leurs couches superficielles une forte proportion de chaux, de même que pour les boues. vases et limons riches en calcaire.

2° Les fleuves, rivières et ruisseaux coulant dans un bassin calcaire sont en général exempts de malaria, à leur embouchure comme sur tout leur parcours.

3° Dans les régions éprouvées par la malaria, l'immunité relativement à cette épidémie peut être obtenue artificiellement par l'addition d'engrais, d'amendements, notamment par la chaux incorporée aux couches superficielles du sol.

Nous croyons, en effet, que ces considérations méritent vérification, parce qu'elles reposent sur des observations répétées, et cela, nous le disons, même en présence de théories simplistes et démontrées à l'heure actuelle, en ce qui concerne le mode de production du paludisme. Les moustiques regardés comme l'agent principal, sinon exclusif de propagation du paludisme fréquentent peut-être volontiers certains sols à l'exclusion d'autres ? Il n'est pas indifférent de le rechercher.

B. *Chaleur*. — Même lorsqu'on admettait d'une manière absolue l'origine *tellurique* de la malaria, il y avait place dans l'étiologie pour l'élément chaleur. En effet, il y a un rapport manifeste non seulement entre la

chaleur et la présence des manifestations du paludisme,
mais encore entre la chaleur et la gravité de ces manifes
tations. La malaria tropicale, la malaria prétropicale et la
malaria des pays tempérés ou froids semblent influencées
par la chaleur, et c'est à l'époque des grandes chaleurs
que la maladie est plus fréquente et plus grave. Un terme
très employé dans la littérature médicale étrangère est
celui de fièvre estivo-automnale, que l'on donne à une
des manifestations les plus sévères du paludisme, ce qui
montre bien l'influence de la saison chaude.

Il ne faut pas s'exagérer néanmoins le rôle de la chaleur, puisque certaines contrées très chaudes sont
exemptes de paludisme (la Réunion et l'Ile Maurice,
avons nous dit, jusqu'en 1865). C'est qu'à la production
du paludisme concourent beaucoup d'autres causes. Il
n'en est pas moins vrai que l'élément thermique est fort
important, et l'un des moyens courants pour se préserver n'est-il pas d'échapper par l'altitude aux rigueurs de la
saison chaude ? Les établissements des Anglais aux Indes,
dits sanatoires, atteignent ce but. Ils sont tous à une altitude assez considérable, où la température est beaucoup
moins forte que près du littoral ou dans les plaines. Cor-
rélativement, le paludisme, ou y est inconnu, ou y est
moins grave. Il y a même, en certains pays, de véritables
villes d'été, comme la célèbre Buitenzorg, près de Batavia ; Batavia est inhabitable, et les Hollandais ont eu
l'ingénieuse idée de construire non loin de ce port, dans
une situation élevée et salubre, une ville, où se rendent le
soir commerçants et industriels de Batavia, qui peuvent
ainsi prospérer à côté d'un port dont l'insalubrité est
proverbiale. L'altitude de Buitenzorg corrige la latitude.

Au point de vue de l'élément thermique, il y aurait

sans doute d'autres considérations à faire, notamment en ce qui concerne les variations diurnes, nycthémérales de la température. Mais ces variations influent non pas sur l'étiologie générale de la maladie que nous envisageons ici, mais bien plutôt sur les formes cliniques, parce qu'en portant leur action sur l'organisme en puissance déjà de malaria, ou bien en imminence morbide, elles déterminent des réactions viscérales tout à fait particulières et intéressantes à étudier. D'ailleurs, l'uniformité thermique agit à peu près dans le même sens que les variations trop étendues, l'organisme ayant besoin pour fonctionner normalement, d'un milieu ambiant non pas uniforme, mais où les variations thermiques (pour ne parler que de celles-là) ne sont ni excessives, ni trop minimes. Qu'il nous suffise de signaler ici ce point important de pathologie générale.

C. *Humidité.* — Elle paraît aussi jouer un grand rôle dans l'éclosion du paludisme. Nous l'avons déjà vu à propos du sol ou du sous-sol. Si dans les pays chauds, le sol est plus suspect qu'ailleurs, c'est qu'il est chaud et humide. La chaleur humide est très favorable à la culture des germes pathogènes ; on a longtemps accepté cette théorie d'un sol chaud et humide, excellent milieu de culture pour l'hématozoaire, mais aujourd'hui on admet plus couramment que les moustiques se développent de préférence sur des sols possédant ces caractères.

Un fait courant, dont la démonstration est éclatante en Algérie, c'est le rôle de la pluie, des pluies abondantes sur le paludisme. Voilà deux années (1902 et 1903) qui furent exceptionnellement sèches en Algérie. L'épidémie automnale habituelle fut également moins grave — comme morbidité et comme mortalité. Les années plu-

vieuses sont extrêmement favorables au développement
de la maladie. On peut donc conjecturer que cette année
(1904) le paludisme sera très sévère, parce qu'il a plu
beaucoup dans les premiers mois de l'année. En 1900,
les pluies furent très abondantes ; elles se montrèrent
même en juin. L'épidémie fut précocement grave, et dura
jusqu'en octobre, avec des caractères de malignité qu'elle
n'offrit qu'exceptionnellement (observations personnelles).

MARAIS — ÉTANGS — RIVIÈRES

Est ce par l'humidité qu'agit le voisinage des marais
(en latin *palus*, d'où le mot paludisme), dont l'influence
a été regardée pendant longtemps non seulement comme
prépondérante, mais comme unique, à l'exclusion
d'autres causes ? C'est plutôt à des émanations, à des
miasmes, que l'on attribuait l'influence nocive des marais. Nous savons aujourd'hui que les moustiques se développent de préférence dans les endroits marécageux,
dans ces localités où fleurit le laurier-rose, indice de
l'humidité du sol. Il y a en Algérie et en Tunisie de
grandes étendues couvertes de laurier-rose, ce qui est
d'un pittoresque effet, mais indique l'insalubrité des
lieux. Le laurier-rose a une mauvaise réputation en Algérie, et il y a des personnes qui redoutent l'entrée des
fleurs de cet arbuste dans leurs appartements. Crainte
chimérique évidemment, puisque le laurier-rose n'est
nullement dangereux par lui-même, mais a simplement

la propriété de croître au bord des marais, dans les plaines humides.

Il y a à diviser les marais en marais salants, marais d'eau douce et marais mixtes. Les marais salants bien entretenus ne sont pas nuisibles : ils ne sont pas générateurs de paludisme. Ils le deviennent quand, mal soignés, ils laissent pénétrer dans leur masse de l'eau douce. Le mélange de celle-ci avec l'eau de mer constitue une condition très favorable au développement des moustiques et de l'hématozoaire. Les marais salants sont dits alors marais gàts. Ils deviennent de véritables marais mixtes, qui sont facteurs d'insalubrité, à un degré plus avancé, que les marais d'eau douce.

Les étangs suffisamment profonds ne sont nullement dangereux. Mais en certains points la profondeur est très diminuée. Il se forme des fossés, des flaques, des marais ; et l'on a remarqué que ces eaux ainsi disséminées à fleur de sol favorisent le développement de la malaria, particulièrement au moment de l'évaporation, qui n'est jamais complète et laisse persister l'humidité du sol.

Des réflexions semblables peuvent être faites pour les rizières. MM. Celli et Gasperini ont été les premiers à en indiquer de typiques, à Massarona (Viraggio), sans, ou presque sans malaria. Certains pensent qu'au cas où l'eau nécessaire à la culture du riz n'est pas stagnante, les rizières ne sont pas insalubres. Les médecins italiens, et en particulier le professeur Celli, ont fait remarquer que les rizières, qu'elles aient de l'eau stagnante, courante ou intermittente, sont, toujours et partout, un nid de prédilection pour les larves d'Anopheles ; l'absence éventuelle ou la rareté de la malaria dans leur territoire ne dépendrait donc pas des conditions hydriques de la culture,

mais elle rentre dans le mystère du *paludisme et de
l'anophélisme sans malaria*.

Le professeur Celli réhabilite également les *routoirs*,
mares d'eau stagnante, où l'on fait macérer les plantes
textiles, chanvre et lin, qui subissent une fermentation
grâce à laquelle il est possible de séparer le liber du reste
de la plante. Il s'appuie sur les observations de Rossi,
qui, à Marcianèse (Caserte), c'est-à-dire dans une des
plus vastes zones de la culture du chanvre qui y ait en
Italie, a vu que la macération en elle-même, pendant
qu'elle dure, est une cause d'amélioration plutôt que de
malaria, parce qu'elle fait périr les larves des moustiques
spécifiques. Ces observations sont intéressantes, parce
qu'elles contredisent des observations plus anciennes
d'autres auteurs, qui avaient pu faire prospérer dans ces
routoirs des larves d'anopheles.

L'humidité, le marais (palus), ne sont donc pas toujours une cause de développement de la maladie. En
Nouvelle Calédonie, la ville de Nouméa est à proximité
d'un marais renfermant à la fois de l'eau douce et de
l'eau salée, et n'a cependant jamais été visitée par la malaria. C'est ce que les Italiens appellent le mystère *du
paludisme sans malaria*, en prenant le mot paludisme
dans son sens étymologique, ce qui peut être mis en pa-
ralle avec le mystère de l'*anophélisme sans malaria*.

Quoiqu'il en soit, il faut redouter le voisinage des eaux
stagnantes et des marais.

Comme pour l'élément chaleur, il y aurait des considérations intéressantes à faire pour l'élément humidité
touchant l'influence de ce dernier sur l'organisme ; mais
cela nous entraînerait trop loin. Disons cependant que
dans l'élément humidité, il faut considérer la tension

absolue de la vapeur d'eau atmosphérique, et l'état
hygrométrique de l'air, en tenant compte des variations
nychémérales de l'une et de l'autre valeur. L'organisme,
péniblement influencé par un atmosphère saturée d'humidité, contracte plus facilement peut-être la malaria, et les
formes cliniques de celle-ci sont peut-être plus graves,
en raison de la dépression organique générale, due aux
facteurs météoriques, dont l'humidité est un des principaux avec la chaleur.

Ainsi donc, en matière de paludisme, l'humidité agit
non seulement en tant qu'humidité du sol (tellurique)
mais en tant qu'humidité atmosphérique ; à vrai dire,
celle-ci n'intervient pas autrement dans le paludisme que
dans les autres maladies des pays chauds.

D. *Vents*. — Ils servent à propager le miasme, comme
on disait autrefois, du paludisme. Aussi conseillait-on de
ne pas construire d'habitations coloniales sous le vent des
marais fébrigènes. Aujourd'hui l'on reconnaît que le
transport des anophèles, vecteurs de l'hématozoaire, se
fait par les vents, mais à une distance assez faible.

Comme les autres éléments comiques, certains vents,
le sirocco (en Afrique prétropicale), le hamattan (en
Egypte) le shamal (en Perse) etc., ont une action déprimante sur l'organisme, et le mettent en état d'infériorité
morbide vis-à-vis du paludisme. Leur influence est surtout apparente à l'occasion des rechutes de paludisme,
qu'ils contribuent à provoquer.

CHAPITRE III

IMMUNITÉ ET PREDISPOSITION

Il semble à première vue qu'il ne puisse guère être question d'immunité acquise, à la suite d'une première atteinte. Au contraire, voyons-nous la plupart du temps les accès chez la même personne revenir tous les ans, quelquefois plusieurs fois par an. S'agit-il comme pour la syphilis, d'accidents imputables à une infection unique, ou bien s'agit-il de réinfections? Dans le premier cas on pourrait espérer éloigner les accidents, en saturant l'organisme du médicament spécifique, comme on le fait avec le mercure et l'iodure de potassium dans la syphilis. Dans le second cas, il n'y a rien à espérer du tout, et celui qui a été impaludé une première fois, risque fort de l'être encore, quand les circonstances favorables se trouveront réunies.

D'un autre côté, il est indéniable que les indigènes des colonies jouissent d'une immunité relative vis-à-vis du paludisme, immunité qui semble à beaucoup être naturelle, héréditaire peut-être.

Dès lors, les conséquences paraissent considérables au point de vue de la colonisation. Les blancs, en raison de la prédisposition particulière qu'ils ont pour contracter

la malaria, ne pourront jamais s'acclimater sous les tropiques. Ils seront toujours absorbés par les indigènes,
réfractaires dans une certaine et large mesure, au redoutable fléau. L'ancienne division des colonies en colonies de
peuplement et colonies d'exploitation, semble donc de
plus en plus légitime, et toute la sphère tropicale
doit échapper au peuplement par les Européens qui ne
peuvent guère y installer que des comptoirs ou des in-
dustries qu'ils font exploiter par les indigènes. Voilà
l'opinion qui a cours actuellement, opinion bien faite
pour calmer l'enthousiasme des coloniaux.

Mais cependant cette question de l'immunité vis-à-vis
du paludisme est une des plus émouvantes qui soient, et
mérite une étude un peu détaillée, en raison des déductions pratiques que l'ont peut en tirer.

Robert Koch, au retour d'un de ses voyages si fertiles
en résultats, dans les colonies tropicales, a lancé une
opinion, qui produisit une énorme sensation, en raison de
la haute autorité qui l'appuyait.

Voici quelques passages d'un rapport du célèbre professeur allemand (d'après Mannaberg) (1) : « Les Indiens,
qui viennent d'arriver sur la côte est de l'Afrique, (colonies allemandes) sont très sensibles à la malaria tropicale ; c'est chez ces Indiens que j'ai pu en observer les
cas les plus sévères. Il y a pourtant dans cette colonie
des milliers d'Indiens, qui ne paraissent pas susceptibles
de contracter la maladie.

« Il en est de même des Arabes. De même avec les
Chinois de Sumatra. Les coolies chinois, qui sont arrivés
dans le pays tout récemment sont excessivement sen-

(1) Mannaberg. *Die malariakrankheiten*, Vienne, 1899.

sibles au virus paludéen, et beaucoup succombent Mais quand ils ont séjourné à Sumatra pendant une période de temps assez longue, ils ont perdu la faculté de contracter le paludisme.

Pour moi, ils n'est pas douteux qu'*ils ont acquis l'immunité pour la malaria.* »

Si l'on prenait à la lettre une telle conclusion, c'était admettre la possibilité pour les Européens de pouvoir aller coloniser en toute liberté dans les pays les plus insalubres, les plus tristement célèbres en fait de manifestations paludéennes. Grâce à une atteinte plus ou moins légère de la maladie, l'Européen en se soignant convenablement, de manière à faire disparaître de l'organisme tout germe laissé par l'infection ancienne, pouvait se livrer aux travaux de cultures d'irrigation, considérés comme très dangereux auparavant. Le nombre si restreint des colonies de peuplement devait augmenter dans des proportions considérables, et l'avenir colonial paraissait sans limites.

Personne n'a osé encore être aussi affirmatif que Koch et l'on s'est contenté d'enregistrer son opinion, en en tenant le plus grand compte, et en travaillant de tous les côtés à en chercher la vérification.

L'immunité dont jouissent les races indigènes à l'égard de la malaria ne fait de doute pour personne. Cette immunité n'est que relative. Dans les épidémies de malaria, les noirs paient un tribut à la maladie, mais beaucoup moins important que celui payé par les Européens. Il en de même des Arabes, qui sont loin d'être réfractaires à la maladie. Ils sont peut-être moins sujets aux accès ou accidents pernicieux, mais ils nous offrent tous les ans des cas intéressants pour l'étude des manifestations paludéennes. Un fait assez curieux, dans certaines régions c'est que chez les Arabes, les Kabyles surtout, on n'observe comme manifestation paludéenne, qu'une seule forme, la forme quarte (Treille, Legrain), la plus bénigne.

L'immunité des indigènes n'est pas immuable, comme nous venons de le voir, et ce qu'il faut encore faire remarquer, c'est que cette immunité est susceptible de se perdre absolument, par le séjour assez prolongé d'un indigène dans les pays tempérés. Le fait se vérifie pour les annamites qui dans les plaines, près de l'embouchure des fleuves, restent indemnes, alors que dans les montagnes ils sont sujets aux accès paludéens. C'est dans ces circonstances que les conditions de la production de la maladie se trouvent renversées par rapport aux individus : dans les climats frais ou tempérés ou bien à certaines altitudes, ce sont les blancs qui sont le moins atteints par le paludisme, alors que les noirs ou les jaunes, si épargnés dans les plaines, paient le plus fort tribut.

D'après Celli (1), l'immunité naturelle, congénitale ou héréditaire, se serait l'apanage d'aucune race déterminée ; dans la race noire, comme dans la race blanche, il existerait un nombre variable d'individus qui, grâce à un phénomène d'adaptation au milieu pathogène, sont susceptibles de résister à l'infection. Celli a trouvé cette prédisposition particulière chez quelques habitants de la campagne romaine ; il semble que le genre de vie n'intervient pas dans la production de cette immunité et que

(1) Celli. *Sulla immunita dall infezione malarica.* (Societa per gli studdi della Malaria).

celle-ci ne comporte pas une propriété spéciale du sérum sanguin ou des globules rouges.

L'immunité acquise, d'après Celli encore, peut s'obtenir à la suite de l'infection, mais elle se produit par le mécanisme de la cachexie palustre. On cite dans les pays chauds, notamment à Madagascar, le fait de nombreux indigènes qui ont une grosse rate et tous les attributs de la cachexie paludéenne, sans avoir jamais eu d'accès de fièvre.

Enfin, Celli n'a pu obtenir l'immunité *artificielle* en vaccinant ses sujets avec les produits morbides de la malaria des bovidés, ni avec le sang, ni avec les liquides organiques d'animaux eux-mêmes immunisés. Par contre, certains médicaments et plus spécialement l'euquinine et le bleu de méthylène administrés longtemps et à fortes doses, confèrent une immunité plus ou moins complète contre la malaria expérimentale.

Le professeur Firket a fait, d'après les travaux de Koch et de Celli, une intéressante étude sur l'immunité dans la lutte contre la malaria, étude à laquelle nous allons emprunter quelques détails caractéristiques (1).

L'observation montre que l'organisme est susceptible de se défendre contre la malaria, comme contre toutes les maladies infectieuses. Sinon, avec la puissance de reproduction bien connue de l'hématozoaire dans le sang humain, les globules rouges seraient vite détruits en totalité. Les moyens de défense sont les leucocytes, et les organes de défense sont principalement la rate et la moelle des os. Aussi voit-on tous les jours des malades

(1) Firket. *Bulletin de l'Académie royale de Belgique* 30 juin 1900.

qui ayant contracté la malaria, se guérissent après un accès ou après une série d'accès. Leur guérison est plus ou moins durable, quelquefois définitive, sans qu'on puisse affirmer que le paludéen ne contractera plus la maladie, tout comme le malade atteint de fièvre jaune est à l'abri de toute atteinte nouvelle d'amarylisme.

Pour élucider le problème, il faudrait pouvoir observer la malaria, livrée à elle-même, sans qu'un médicament vienne perturber sa marche naturelle. Il est peu commun de rencontrer des observateurs qui l'ont fait ; cependant, R. Koch, Plehn, Manson, ont observé dans ces conditions.

C'est sur des maladies d'animaux, analogues à la malaria, qu'on a pu faire les études les plus instructives à cet égard. L'on sait que la fièvre du Texas, ou malaria des bovidés, maladie observée dans l'Amérique du Nord et aussi en Afrique, en Roumanie, en Italie, confère l'immunité après une première atteinte.

Koch a infecté des canaris à l'aide du Proteosoma Grassi, et leur a communiqué une maladie fort grave, entraînant souvent la mort. Les canaris qui guérissaient étaient réfractaires à de nouvelles inoculations du Proteosoma : ils étaient immunisés.

Voilà donc une expérience qui permettrait de croire à la possibilité d'une immunité acquise chez l'homme à l'égard de la malaria, à la suite d'une première atteinte.

D'autres faits viennent aussi corroborer l'idée d'une immunité acquise à l'encontre de l'opinion ancienne d'une immunité naturelle, propre à la race. Il y a d'abord ceux cités plus haut de la perte de l'immunité pour les individus de certaines races, à la suite d'un séjour prolongé sous un climat différent du climat d'origine.

Puis il y a surtout le fait de la sensibilité vraiment remarquable des enfants pour la malaria. Nous l'avons observé à Alger d'une manière flagrante. Tandis que les adultes n'ont leur premier accès de fièvre qu'en été et surtout en automne, il n'est pas rare de voir de jeunes enfants, nouvellement arrivés de France, présenter des formes même assez sérieuses de paludisme en hiver et au printemps. Beaucoup d'autres observateurs ont noté les mêmes particularités, mais on conçoit qu'une telle étude est difficile, en raison des embarras de diagnostic où l'on se trouve, en présence d'une fièvre chez les enfants, en raison aussi du peu d'empressement qu'apportent les indigènes à demander des soins européens. Koch a fait à ce sujet une enquête très minutieuse dans les îles de la Sonde (1900). Il a vu que dans certains villages de Java, les adultes étaient à peu près indemnes de malaria, et que le sang des enfants était rempli de parasites spécifiques. Sur plus de 600 enfants habitant des localités notoirement paludéennes, il a vu que :

a) Chez 235 enfants de moins d'un an, il y avait 49 fois des hématozoaires dans le sang.

b) Chez 366 enfants de plus d'un an, il y avait seulement 36 fois des hématozoaires dans le sang.

Si, à Batavia, le paludisme ne respecte pas les adultes, les enfants sont encore plus facilement touchés que ceux-ci et l'examen du sang vient le démontrer, puisque chez les enfants de moins d'un an, le sang s'est trouvé infecté dans 38 0/0 des cas, et chez ceux au-dessus d'un an, dans 21 0/0 seulement des cas.

Par contre, le sang des enfants habitant des localités non paludéennes, ne contenait aucun hématozoaire.

Dans toutes ces observations il ne s'agit que d'enfants indigènes. Koch pense que l'on peut conclure des indigènes aux Européens, et c'est pourquoi il a formulé les conclusions qu'on a vu plus haut, et qui bouleversent complètement les idées qu'on se faisait touchant la possibilité et la facilité des infections paludéennes successives. Celli a adopté en partie l'opinion de Koch, mais en émettant l'idée que ceux qui acquéraient l'immunité avaient été atteints de cachexie, dont ils avaient fini par triompher.

Firket admet que l'Européen a, comme l'indigène, une grande tendance à s'immuniser contre la malaria. Mais l'indigène se trouve adapté au milieu ambiant qui ne vient pas perturber le fonctionnement de ses organes. Par suite, l'immunité peut s'établir chez lui. Au contraire, pour l'Européen, le climat des pays chauds jette l'organisme dans un état d'infériorité qui le rend incapable de se défendre avec efficacité contre la malaria, et par suite empêche l'immunité de se développer. L'immunité est donc surtout une question de terrain, et la conclusion pratique, c'est que pour favoriser la tendance naturelle qu'a le paludisme à créer chez le paludéen l'immunité à l'égard de nouvelles atteintes, il faut encourager les pratiques d'hygiène générale et individuelles; il faut surtout, puisque cette immunité s'acquière par les seules forces naturelles, traiter rationnellement la maladie, et ne pas donner à tort comme à travers le médicament spécifique, qui est susceptible de bouleverser le jeu des organes, et, tout en détruisant l'hématozoaire, d'entraver le développement de l'immunité.

2.

Nos propres recherches nous poussent à accepter l'opinion de Firket. Déjà, avec Busquet et d'autres auteurs, nous avons montré que les Arabes ne doivent leur immunité relative vis-à-vis de la fièvre typhoïde qne grâce à une atteinte plus ou moins légère, plus ou moins dissimulée, dans le jeune âge. Pour le paludisme, nous avons également dit que le foie réglait le pronostic, et que la maladie s'atténuait et pouvait rétrocéder, si le foie ne faiblissait pas lors de l'invasion paludéenne. La glande hépatique jouant le plus grand rôle dans la défense de l'organisme d'une part, et cette même glande étant le plus souvent en état d'infériorité morbide chez l'Européen, dans les pays chauds, d'autre part, il est facile de comprendre : 1° que l'Européen, atteint par la malaria, sera dans une situation inférieure à l'indigène, en raison de la défaillance d'un des principaux organes de défense; 2° que l'immunité, aboutissant de la défense organique, se produira beaucoup plus difficilement chez l'Européen que chez l'indigène.

Tels sont les problèmes soulevés par la question de l'immunité en matière de malaria. Ils intéressent non seulement le médecin, mais tous ceux qui ont souci du développement, de la prospérité du domaine colonial de leur patrie.

Conditions individuelles de développement du paludisme. — Toute question d'immunité à part, un grand nombre de conditions inhérentes à l'individu interviennent dans la production et le développement de la maladie. Telles sont celles qui relèvent de l'âge. Les enfants sont particulièrement prédisposés à la maladie, et chez eux la cachexie palustre peut se développer insidieusement pour deux raisons : 1° en vertu même de

cette prédisposition spéciale ; 2° parce que les accidents
chez eux sont peu caractéristiques, échappant au diagnostic. Rarement les trois stades classiques se retrouvent au complet, et les symptômes bruyants, tels que
les convulsions, absorbent toute l'attention.

Le surmenage influe également d'une manière non
douteuse sur le paludisme. C'est à la suite d'une marche
que la maladie se déclare dans un régiment (Catrin) ;
c'est à la suite d'un travail agricole particulièrement pénible que des laboureurs se trouvent saisis par la fièvre,
à laquelle ils avaient échappé jusqu'alors.

Il n'est donc pas étonnant que le paludisme fasse des
ravages dans les troupes surmenées, en campagne par
exemple.

Quant aux professions, les plus éprouvées par le paludisme sont celles qui obligent le travailleur à être en
contact plus ou moins permanent avec le sol humide :
terrassiers, jardiniers. Chaque année, pendant la période
de la chasse, un certain nombre de chasseurs paient leur
tribut à la maladie.

Parmi les causes prédisposantes, on en cite beaucoup
d'autres. Le traumatisme joue un rôle, mais il contribue
plutôt à réveiller une maladie restée latente depuis plus
ou moins longtemps. C'est ainsi qu'on explique le paludisme à la suite des opérations chirurgicales, d'un accouchement, etc. Les traumatismes portant sur la rate agissent plus particulièrement encore pour déterminer l'éclosion d'accès de fièvre.

CHAPITRE IV

HÉMATOZOAIRE

C'est en 1880, que Laveran, étudiant le pigment du sang paludéen, fit la découverte du véritable agent causal de la maladie, l'hématozoaire. Jusqu'alors, on avait cherché l'organisme pathogène de la maladie dans la terre et dans l'eau des marais. Il était réservé à Laveran de le déceler dans le sang des fébricitants. « En étudiant dans le sang frais des malades, dit-il, les éléments pigmentés, j'ai remarqué qu'à côté des leucocytes mélanifères, on trouvait des éléments de forme assez régulière (corps sphériques et corps en croissant) bien différents des leucocytes ; le 6 novembre 1880, je constate, à Constantine, dans le sang d'un malade, l'existence de corps sphériques pigmentés, de corps en croissant et de flagelles très mobiles ; dès lors, je n'eus plus de doute sur la nature animée des éléments qui, depuis quelque temps, avaient attiré mon attention, et je décrivis les trois formes principales sous lesquelles se présente l'hématozoaire du paludisme : corps amiboïdes, corps en croissant, flagelles. »

Ce micro-organisme a été retrouvé partout, dans tous les pays du monde, et on a pu lui assigner en zoologie une place déterminée. Nous lui conserverons le nom d'hématozoaire, parce que cette dénomination, d'ailleurs française, ne préjuge en rien de sa véritable nature, mais nous donnerons quelques synonymes scientifiques empruntés aux travaux les plus récents.

L'hématozoaire fait partie de la classe des Sporozoaires et de l'ordre des Hémosporidies. Il est donc voisin des Coccidies et des Grégarines, et sa dénomination scientifique est Plasmodium malariæ, nom qui lui fut donné par Marchiafava et Celli.

Laveran enseigne qu'il n'y a qu'une seule espèce d'hématozoaire, lequel est doué d'un polymorphisme étendu. A l'étranger, au contraire, les savants estiment qu'il faut décrire plusieurs espèces, mais ils ne s'accordent pas sur le nombre des espèces à établir. Non seulement, d'après certains, il y a plusieurs espèces d'hématozoaires, mais il y a également plusieurs genres, rentrant dens la famille des Haemamœbidæ. R. Ross, avec d'autres, avait admis deux genres, le genre Haemamœba et le genre Hœmomenas, avec cinq espèces, dont trois propres à l'homme.

Au Congrès international de Moscou, on convint, pour faciliter la lecture des travaux en toutes langues, d'adopter une nomenclature uniforme. Le genre Haemamœba fut dénommé Plasmodium, le genre Haamomœnas, Laverania, et, dès lors, il est rationnel d'étudier les trois espèces propres à l'homme (Neveu-Lemaire).

Genre Plasmodium..
{ 1º Plasmodium malariae (Laveran, 1881);
2º Plasmodium vivax (Grassi et Feletti, 1890);

Genre Laverania.... 3º Laverania praecox (Grassi et Feletti, 1890).

La première espèce serait le parasite de la fièvre quarte, la seconde celle de la tierce, la troisième celle de la quotidienne irrégulière, tierce maligne, estivo-automnale, tropicale, etc.

Recherche de l'hématozoaire dans l'organisme. — Sur le vivant, c'est dans le sang périphérique qu'on fait le plus communément cette recherche. Il faut bien se persuader que cette recherche n'est pas toujours facile, et que le débutant ne doit pas se décourager, parce que, dans un cas typique de fièvre intermittente, il n'a pas rencontré l'hématozoaire. Le parasite est quelquefois rare dans le sang périphérique, et difficile à découvrir, en raison de sa transparence. Il faut recommencer l'examen, regarder longtemps la préparation, une demi-heure, une heure, deux heures même, comme le dit Laveran. Cette recherche, en dépit de la patience qu'elle exige, est cependant indispensable, et il serait à désirer que les médecins de l'armée et de la marine, que les médecins de colonisation d'Algérie sachent tous faire l'examen du sang des paludéens. A l'heure actuelle, faute de cette recherche, le médecin a des tendances à englober toutes les affections fébriles dans le paludisme, et il donne de la quinine sans raison, dans la crainte de ne pas en donner quand il le faut ; de là des erreurs de diagnostic et de pronostic qui peuvent être préjudiciables au malade.

Le parasite doit être recherché dans le sang frais et dans le sang desséché.

A. *Sang frais.* — Rien n'est comparable à l'examen du sang frais pour se rendre compte de la vie, des formes diverses de l'hématozoaire. Laveran pose en principe que, pour se placer dans les meilleures conditions possibles, il faut faire la prise de sang immédiatement avant l'accès de fièvre. Cela est vrai ; mais on peut rencontrer l'hématozoaire au milieu de l'accès, à la fin, et aussi dans les périodes intercalaires. Il est même fort intéressant de prendre du sang à diverses périodes de l'accès et aussi dans l'apyrexie ; on peut voir alors certaines modifications du parasite, qui contribuent à nous éclairer sur son rôle. Nous décrirons ces modifications pour la fièvre quarte, d'après Davidson, et aussi telles que nous-même les avons retrouvées dans notre pratique.

Pour faire un examen de sang paludéen, il faut être muni de tout un petit appareil *bien propre*. Cet appareil consiste en lames et lamelles préalablement nettoyées à l'alcool absolu et passées à la flamme d'une lampe à alcool, — en une aiguille ou une plume très piquante, également très propre.

L'alcool absolu peut être remplacé par l'éther ou des antiseptiques ou de l'eau distillée ; mais c'est l'alcool qui convient le mieux, et dans tous les cas, il est nécessaire d'avoir des lames absolument sèches, car une trace de liquide gênerait l'étalement de la goutte et l'eau dissolverait les globules. En passant légèrement et rapidement à la flamme d'une lampe à alcool, la siccité parfaite est obtenue. Il faut éviter le charbonnement de la mèche de la lampe, ce qui amènerait sur la lame comme sur l'aiguille de petits dépôts noirs, pouvant en imposer pour du pigment.

Ces détails peuvent paraître puérils, mais notre expérience nous a démontré qu'ils étaient indispensables à connaître.

Le sang s'obtient par une piqûre assez profonde du doigt ou du lobule de l'oreille, ce dernier devant être choisi de préférence, quand il s'agit d'ouvriers agricoles,

de terrassiers, dont les doigts sont calleux et encrassés.
Manson recommande de faire la piqûre au gros orteil
chez les enfants. L'antisepsie du doigt ou du lobule de
l'oreille n'est pas nécessaire ; elle est même souvent nuisible, parce que les antiseptiques agissent sur les globules, sur les parasites, en altérant leurs caractères. En
particulier l'alcool a une fâcheuse action sur le pigment
des parasites.

Il est cependant nécessaire de nettoyer un peu la place
de la piqûre, mais dans la majorité des cas, il suffit de
passer sur le doigt une compresse non plucheuse, qui a
surtout pour but d'enlever la sueur, celle-ci pouvant nuire
considérablement à l'examen, puisqu'elle dissolverait
comme l'eau, les globules du sang.

Pour le doigt, c'est la pulpe d'un doigt quelconque que
l'on choisit généralement. On enfonce l'aiguille assez
profondément avec la main droite, et l'on presse la pulpe
du doigt entre l'index et le pouce gauches, de manière à
faire sourdre une gouttelette de sang, de dimensions
moyennes, ce qui s'apprend par la pratique. Une lamelle
est approchée délicatement, pour saisir la goutte, sans
appuyer sur le doigt piqué, et cette lamelle est à son tour
appliquée sur une lame, à l'extrémité de celle-ci. Le
sang s'étale. Il doit y en avoir une certaine quantité pour
qu'il s'en échappe quelque peu le long des bords de la
lamelle. Ce trop plein servira de lut naturel à la préparation, et le sang restera liquide, au moins dans sa portion centrale, pendant très longtemps (trois ou quatre
heures et plus), ce qui permettra un examen détaillé et
prolongé des éléments du sang et des parasites.

Une autre lamelle également imbibée de sang pourra
être appliquée à l'autre extrémité de la lame, et au cas

où une des préparations serait défectueuse, l'autrey suppléerait.

La préparation est alors immédiatement portée sous le microscope, et l'on reconnaît qu'elle est réussie, quand les globules sont nettement séparés les uns des autres, qu'ils ne sont pas empilés, visibles seulement par leur tranche. Il n'est pas besoin de forts grossissements pour voir les hématozoaires, au moins dans les cas typiques. Laveran recommande l'oculaire 1, et les objectifs 5 ou 9 (à sec de Verick). Il repousse la lumière artificielle et l'éclairage Abbe qui rendent, dit-il, les éléments parasitaires trop transparents.

Nous croyons cependant qu'il y a souvent avantage à employer l'immersion et l'éclairage Abbé. Pour les éléments pigmentés, le pigment est si caractéristique qu'il sert de guide pour découvrir autour de la masse pigmentaire la sphère réfringente qui constitue le parasite. Pour les éléments non pigmentés, les forts grossissements, l'immersion avec l'éclairage Abbé ne nuisent pas. En effet la transparence des parasites qui semblent devoir faire écarter l'éclairage Abbé (avec le miroir plan, naturellement) est tellement spéciale qu'elle contribue elle-même au diagnostic. Le Dantec dit qu'en examinant du sang de paludéen sous les tropiques, il a été frappé tout de suite de l'aspect *troué* que prenaient les globules parasités : il s'agissait alors de parasites non pigmentés. De notre côté, nous croyons que l'on n'insiste pas assez sur l'éclat particulier des hématozoaires, éclat que nous avons comparé à celui de la perle fine. Il est donc inexact de dire que les parasites sont incolores, alors qu'ils sont plutôt blanc laiteux. Dans les cas de fièvres graves estivo-automnales, et dès les premiers temps de l'infection, les glo-

3

bules rouges paraissent ornés, en grand nombre souvent, de petites perles siégeant de préférence vers leurs bords, quelquefois plus au centre.

Il faut porter attention dans l'examen du sang : 1° Aux globules rouges ; 2° Aux leucocytes mélanifères ; 3° Aux leucocytes ordinaires ; 4° Aux parasites, soit libres, soit endo-globulaires.

Globules rouges. — Ils subissent des modifications considérables sous l'influence des hématozoaires, modifications qui varient suivant l'espèce de parasite à laquelle on a affaire. Ils pâlissent d'une manière plus ou moins rapide, plus ou moins profonde, ce qui veut dire qu'ils perdent leur hémoglobine. Ils augmentent de volume, se déforment et se dissolvent dans des proportions diverses selon qu'il s'agit du parasite de la fièvre quarte, de la fièvre tierce ou de la fièvre estivo-antomnale.

Leucocytes mélanifères. — L'hématozoaire détruit l'hémoglobine des globules rouges, et celle-ci est absorbée par les leucocytes qui sont les balayeurs de l'organisme. Le pigment mélanique, la caractéristique la plus importante du sang paludéen, est contenu dans les globules blancs. Sa couleur brune ou plus souvent noir foncé tranche absolument sur la coloration des autres éléments du sang, particulièrement sur celle de l'hématozoaire. On a cru longtemps, avant que les observateurs n'aient tous confirmé la découverte des flagelles, que les parasites décrits par Laveran n'étaient autres que des leucocytes chargés de pigment. La distinction se fait facilement, comme nous allons le voir, dans le sang coloré, puisque le noyau des leucocytes prend facilement les couleurs d'aniline, et que le noyau des parasites n'est pas colorable. Quelquefois, mais très rarement et pendant peu

de temps, on peut voir au milieu du stroma des leucocytes, des éléments parasitaires qui disparaissent bientôt.

Leucocytes. — Ils ne diffèrent pas des leucocytes rencontrés dans le sang normal, ou dans les autres maladies. D'après Kelsch, le nombre des leucocytes tend à
s'abaisser dans les fièvres bénignes. Dans les accès perni
cieux au contraire, ces éléments peuvent dépasser de
beaucoup le chiffre normal qui est de 8000 par millimètre cube et s'élever de 10 à 35.000. Cette leucocytose ne
serait pas constante, même dans les fièvres graves, serait
toujours de courte durée, et se dissiperait dans les jours
qui suivent l'accès. Vincent (*Annales de l'Institut Pasteur*, 1899, n° 12) a bien montré que généralement les
leucocytes n'augmentaient pas de nombre dans la malaria, sauf dans les accès pernicieux, et que si l'augmentation se produisait, elle n'était jamais perceptible au début
de l'accès. Billet a étudié les leucocytes du paludisme et
donné la formule hémo-leucocytaire de la maladie.
D'après lui, il y aurait : 1° une hyperleucocytose prémonitoire deux ou trois jours avant l'accès ; 2° puis dans la période de frissons, les leucocytes augmenteraient de nombre ; 3° enfin à la fin de l'accès ou le lendemain, il y aurait
hyperleucocytose.

L'hémo-leucocytose paludéenne serait toujours une
mononucléose (leucocytes mononucléaires), et ce seraient
parmi les mononucléaires surtout les lymphocytes, à noyau
occupant à peu près tout le leucocyte, qui prédomine-
raient. Mais ceux qui prennent le pigment sont des grands
mononucléaires, à noyau en fer à cheval. Si ces déductions de Billet sont confirmées, elles peuvent avoir une
grande valeur diagnostique, puisque dans les maladies

infectieuses. il s'agit presque toujours de polynucléose (sauf la variole, due, d'après Roger, à un protozoaire).

Parasites. — Leurs formes principales sont parfaitement visibles dans le sang frais. Elles se réduisent à quatre : 1° Corps amiboïdes ; 2° Corps en rosace ; 3° Croissants ; 4° Corps flagellés.

Ces quatre formes ont été décrites par Laveran et retrouvées par tous les auteurs. Nous les décrirons complètement un peu plus loin.

L'examen du sang frais peut nous faire découvrir également des globules rouges nucléés, indice d'anémie profonde (Marchiafava et Celli) et montrer également que la proportion des hématoblastes de Hayem est considérablement accrue, surtout dans les jours d'apyrexie qui suivent les accès graves (Kelsch). Pour Sacharoff, les parasites de la tierce maligne, de la quotidienne, fièvre estivo-automnale, seraient des parasites des hématoblastes, tandis que les parasites de la quarte et de la tierce bénigne seraient des parasites des globules rouges.

B. *Sang desséché.* — Il peut être examiné sans coloration ou avec coloration.

Dans le sang simplement desséché, les éléments parasitaires s'altèrent très rapidement. Cependant les croissants sont visibles pendant très longtemps. Il suffit de recueillir la goutte de sang, comme on l'a dit précédemment, à l'une des extrémités d'une lame porte-objet, et d'étaler, en se servant d'une lamelle, dont un des bords, faisant un angle aigu avec la lame, glissera légèrement d'une extrémité à l'autre de celle-ci. Puis, on passera à la flamme deux ou trois fois, ou simplement on agitera la lame à l'air libre pendant quelques secondes.

Les réactifs colorants donnent évidemment de meilleurs résultats pour toutes les formes de l'hématozoaire (le corps en croissant étant la forme la plus résistante).

Avant d'employer ceux-ci, il faut d'abord fixer soigneusement la préparation. On emploie généralement ou l'alcool absolu, ou le mélange à parties égales d'alcool et d'éther. Une fois le sang desséché, on porte la lame dans ce dernier mélange et on l'y laisse pendant quelques minutes (cinq à dix suffisent) ou bien on verse sur elle un peu d'alcool absolu qu'on laisse évaporer, ce qui demande vingt minutes environ.

La coloration des éléments parasitaires s'obtient génélement par le bleu de méthylène, ou par la thionine phéniquée, celle-ci employée selon la formule de Marchoux :

Solution saturée de thionine dans l'alcool à 50°.   20 cc.
Eau phéniquée à 2 p. 100.................... 100 cc.

Cette solution n'est utilisable qu'au bout d'une quinzaine de jours. Si l'on fait agir sur une préparation ainsi colorée, l'alcool absolu, les hématozoaires prennent une teinte rougeâtre, de même que les noyaux des leucocytes.

C'est le bleu de méthylène qui est préféré, et l'on associe généralement ce colorant à l'éosine, ce qui permet d'obtenir une double coloration des hématies et des hématozoaires.

Voici le procédé de Metchnikoff, d'après Laveran : On dessèche le sang et on fixe les globules ; la lamelle sur laquelle le sang a été desséché (ou la lame) est mise dans la solution aqueuse d'éosine à 1 p. 100 pendant 30″ puis lavée à l'eau distillée et séchée ; elle est ensuite portée dans la solution aqueuse concentrée de bleu de méthylène pendant 30" au plus, lavée de nouveau à l'eau distillée et séchée. On monte dans le baume.

Les hématozoaires prennent une teinte bleu pâle ; les noyaux des leucocytes sont en bleu, mais plus foncé, tandis que leur protoplasma est en bleu plus pâle. Les hématies sont colorées en rose très pâle ; celles qui contiennent des parasites sont presque incolores.

Tout cela est variable, suivant la qualité du bleu employé Il faut être bien sûr de son bleu et les bonnes marques allemandes Höchst, Grübler donnent toute sécurité.

La préparation peut être examinée sans interposition de couvre-objet, directement ; si l'on veut la conserver, il est préférable de la recouvrir d'une lamelle que l'on peut lutter à la paraffine ou autrement. L'objectif à immersion et l'éclairage Abbé conviennent parfaitement pour l'examen du sang coloré.

Nous ne voulons pas décrire dans ce précis toutes les méthodes de coloration, nous contentant de parler des principales, ce qui est bien suffisant pour la pratique journalière

S'il s'agit de se rendre compte de la structure fine des parasites, des figures de division, il faut recourir à des procédés assez délicats, comme celui de Mannaberg (en voir la description dans son livre ou dans celui de Laveran). Il faut se souvenir que le noyau du parasite ne prend pas les matières colorantes, tandis que la nucléole les prend vivement, plus vivement que le protoplasma.

Deux bleus nous paraissent devoir être recommandés à l'heure actuelle, le bleu Borrel et le bleu azur ou bleu Giemsa.

La méthode par le bleu Borrel a été réglementée par
M. Laveran (1). Les préparations ainsi obtenues sont fort
belles, mais malheureusement le bleu Borrel est difficile
à manier. C'est un bleu à l'oxyde d'argent, et la proportion de celui-ci n'est pas facile à déterminer.

Il semble au contraire que le bleu azur ne présente pas
les mêmes inconvénients. Ce bleu a été découvert par
Giemsa, chimiste à l'Institut de Médecine tropicale de
Hambourg. Dans une visite à cet Institut, en novembre
1902, nous avons été frappé des bons résultats obtenus.
MM. Giemsa et Phülleborn ont eu l'obligeance de nous
montrer des préparations reproduisant les belles figures
de Grassi (hématozoaires chez l'homme et le moustique), et
nous avons pensé qu'un tel procédé devait être vulgarisé.
Aussi l'avons-nous fait connaître en France (Caducée, 6
décembre 1902 et Gillot, Société de Biologie, 21 février
1903) et avons-nous eu la satisfaction de voir M. Laveran
étudier ce bleu azur et en donner une formule, qui certainement mérite de se répandre. Le procédé, tel que
M. Gillot l'a révélé, et tel que nous l'avons employé à
l'hôpital de Mustapha, dans notre service, nous a paru
suffire, mais M. Laveran l'a perfectionné en substituant
le bleu azur II au bleu de méthylène dans le procédé du
bleu Borrel. Voici la technique (Société de Biologie,
7 mars 1903) :

« On prépare au moment de s'en servir le mélange
suivant :

Solution d'éosine à 1 p. 1000....... 2 cent. cubes
Eau distillée.................... 8 — —

(1) Comptes rendus de la Société de Biologie, 4 juin 1900.

Solution aqueuse d'azur II (1) à

   1 p. 1000...................... 1 — —

On mélange avec soin et on plonge dans le bain colorant la préparation de sang desséché et fixé à l'alcool absolu.

Au bout de 10 minutes on lave à l'eau et on verse sur la lame quelques gouttes d'une solution de tanin à 5 pour 100 qu'on laisse agir deux à trois minutes, après quoi on lave de nouveau et on sèche.

Pour colorer les flagelles, Laveran recommande de mélanger la goutte de sang frais avec partie égale d'eau physiologique, ce qui facilite la sortie des flagelles (microgamètes) et rend leurs mouvements plus vifs et plus prolongés. Quelquefois même on peut assister à la pénétration d'un flagelle dans un élément femelle.

Au bout de 10 ou 15 minutes, les flagelles étant manifestement sortis, on fait des frottis, en couche mince, avec la même goutte de sang, sur la lame porte-objet, et l'on fixe à l'alcool absolu (dix minutes). Puis on maintient la lamelle dans la solution de Laveran pendant 15 à 20 minutes, ou bien le bain colorant est mis dans l'étuve à paraffine pendant 10 à 15 minutes. Les flagelles adhérant encore aux éléments mâles ou qui sont libres se colorent en violet. On distingue un renflement à leur base et à ce niveau, une petite masse de chromatine qui se colore plus fortement que le reste du flagelle.

(1) Il faut demander du bleu azur II chez Grübler, à Leipzick.

DESCRIPTION DES DIVERSES FORMES DE L'HÉMATOZOAIRE

Nous allons dans cette description suivre la classification que nous avons donnée précédemment, suivant la nomenclature du Congrès de Moscou, en ne rappelant que les quatre formes, indépendantes de toute classification, les plus caractéristiques, toutes quatre découvertes par Laveran en 1880 : corps amiboïdes, corps en rosaces, corps en croissant, corps flagellés.

1° Plasmodium malariae (Laveran 1881, parasite de la quarte). — Dans le stade jeune, il s'agit d'un petit corps peu pigmenté, doué de mouvements amœbroïdes, assez lents et endoglobulaire. En s'accroissant, il se pigmente davantage ; le pigment est à gros grains. Le globule rouge devient un peu plus pâle, mais le parasite ne remplit jamais le globule, qui paraît diminué et ne se décolore pas absolument. Alors le pigment s'arrange au centre et en traînées, formant des rayons. Plus tard, la segmentation se fait en six ou douze portions, réalisant la figure d'une rosace ou d'une marguerite. Chacun de ces segments devient libre, formant un petit corps amiboïde qui va s'introduire dans un globule rouge et ainsi de suite. La rupture des corps sporulés coïncide avec le début de l'accès de fièvre ; et le cycle entier est parcouru en 72 heures.

Voici, d'après Davidson, quelques détails sur le cycle du Pl. malaria.

Le matin du premier jour de l'apyrexie, on distingue des corps hyalins contenant des corpuscules pigmentés, jus-

3.

qu'à leur périphérie, dans certains globules rouges, et occupant le 1/4 ou le 1/6 du diamètre de ces derniers. On voit ces grains se mouvoir lentement dans le protoplasma des cellules qui les contiennent ; ce mouvement est indiqué moins par un changement de position que par un changement de contour. Le globule rouge contenant le parasite a ses dimensions normales et à part la présence du parasite est identique aux autres.

Dans l'après-midi du même jour, ces corps ont augmenté de volume. Quelques-uns de ces éléments, peuvent se voir libres dans le sérum, mais ils ne sont pas nombreux. Ces derniers comme les autres, inclus dans les globules, changent de forme lentement. Un mouvement lent des grains de pigment peut aussi s'observer dans les corps intra ou extra-globulaires. L'organisme augmente de dimensions, et au fur et à mesure de ces accroissements, deux changements s'observent : le globule rouge devient plus pâle et le pigment augmente.

Le matin du jour du paroxysme, six à dix heures avant la fièvre, le parasite a tellement grossi qu'il remplit maintenant à peu près la totalité du globule rouge, à l'exception d'une mince bande périphérique. Bientôt, il n'y a plus trace de cette portion de globule, et il ne reste plus qu'un corps sphérique, pigmenté, consistant en une substance blanchâtre, dans laquelle le pigment est irrégulièrement distribué.

Une concentration de pigment vers le centre se fait visiblement, d'abord sous formes de bandes, puis de masses irrégulières ou en forme d'étoiles, qui toutes convergent vers le centre. La concentration se marque de plus en plus, jusqu'à ce que le pigment soit collecté en une masse globulaire centrale. A mesure que la concentration du pigment s'opère, des signes de division apparaissent vers la périphérie, et gagnent la totalité du corps. Il en résulte que 6 à 12 corps en forme de poires fines sont disposées symétriquement autour de la masse centrale pigmentée, comme les feuilles d'une marguerite autour du disque central. C'est la forme de marguerite ou de rosette de Golgi. On dit que le corps est maintenant segmenté. Ces corps piriformes s'arrondissent et se séparent peu à peu les uns des autres ; la substance délicate qui les unit disparaît, et alors on a des groupes irréguliers à corps arrondis, au nombre de 6 à 12, non pigmentés. La masse pigmentaire se répand dans le sérum sanguin et est absorbée par les leucocytes. Les corps segmentés ne se rencontrent pas longtemps. Les corps amiboïdes non pigmentés qui se trouvent libres, sont difficiles à reconnaître dans le sang de la périphérie. On croit qu'ils élisent domicile temporairement dans un organe interne, comme la rate ou la moelle des os, pour réapparaître dans le sang le jour suivant, comme corps non pigmentés, représentant la première phase du cycle qui va suivre. Ils peuvent cependant se rencontrer dans le sang périphérique aussitôt après la disparition des corps segmentés, et ce sont les seules formes qui à côté des leucocytes melanifères sont susceptibles d'être décelées dans le sang pendant la défervescence ou dans les premières heures de l'apyrexie.

Toutes les formes adultes ne subissent pas de sporulation, et l'on en trouve quelques-unes de libres dans le plasma et dégénérées.

On sait bien que l'accès de fièvre est en rapport avec la sporulation, mais on ne sait pas comment l'introduction des spores libres dans la circulation peut déterminer

la fièvre. On est réduit à des hypothèses ; irritation mécanique des centres thermiques cérébro-spinaux par les parasites, dissolution dans le sang au moment de la rupture des marguerites, d'un poison pyrétogène.

Les corps flagellés de la quarte ne diffèrent pas des
corps flagellés des autres formes de fièvre. On les voit se
former sous les yeux dans du sang extrait depuis quinze
ou vingt minutes. Ils paraissent émaner de corps sphériques moins gros que les globules rouges (4 à 5 μ.), les
corps sphériques plus volumineux ne semblant pas leur
donner naissance, à moins que la sortie des flagelles
n'ait pour effet de diminuer le volume parasitaire.

Ce sont des filaments très ténus, longs de 20 à 25 μ
agités de mouvements ondulatoires très rapides, qui
déplacent les hématies. Pour les distinguer, il faut faire
varier constamment la vis micrométrique et les globules
rouges déplacés constituent un excellent point de repère.
Il peut y avoir 3 ou 4 flagelles pour un même corps
sphérique. Certains flagelles sont libres, c'est-à-dire indé-
pendants de tout corps amiboïde. Ces corps servent de
reproducteurs au parasite en dehors du sang humain
(cycle extracorporel de Manson).

La quarte peut être double ou triple. Dans ce cas, c'est
que le même malade aura été inoculé à des époques différentes et que son sang contient des parasites d'âge
différent, chacun d'eux poursuivant son évolution propre
à côté des autres.

Dans cette fièvre quarte, il paraît bien qu'on ne rencontre pas de croissants, ce qui n'est pas l'opinion de
M. Laveran, ce dernier soutenant toujours la doctrine de
l'unicité de l'hématozoaire, et voyant dans les croissants

une forme parasitaire susceptible de se trouver dans toutes les formes de fièvre.

2°) *Plasmodium vivax* (Grassi et Feletti, 1890). *Tierce bénigne.* — Il ressemble au parasite de la quarte, mais s'en distingue par des caractères, depuis longtemps bien établis par Golgi. L'évolution dn parasite est plus rapide (48 heures) que dans la quarte. Les mouvements aniboïdes sont plus vifs, très difficiles à suivre, en raison de cette vivacité. Le parasite de la tierce décolore rapidement et complètement le globule rouge : son pigment est à grains plus fins. De même le protoplasma de l'hématozoaire a une apparence plus ténue. Les corps sporulés résultant de la segmentation sont au nombre de quinze à vingt, et de petites dimensions. Il en résulte qu'avant la rupture, les amas sont irréguliers, affectant plutôt la forme d'une mure que celle d'une marguerite ; ils sont plus rarement distribués régulièrement en deux rangées concentriques, rappelant les fleurs du soleil (Scheube). Le contour de la masse parasitaire est moins bien défini dans la tierce que dans la quarte. Les corps flagellés de la tierce sont peut-être plus longs que ceux de la quarte, mais il n'y a pas entre eux de différence essentielle.

Dans cette forme de fièvre, l'on ne rencontre pas de croissants, au moins d'après beaucoup d'auteurs (non Laveran).

La tierce peut être double, simulant une fièvre quotidienne. Le sang renferme alors des parasites d'âge différent. tout comme dans la double ou triple quarte.

3° *Laverania praecox* (Grassi et Feletti, 1890. Parasite de la fièvre quotidienne irrégulière ; fièvre tropicale de Koch ; fièvre estivo-automnale des Italiens, tierce maligne etc.). — Ce parasite est l'agent causal des formes graves. Un certain nombre d'auteurs avaient décrit plusieurs parasites pour ces fièvres, mais l'unification s'est faite sur ce point, et s'il y a eu des divergences dans les descriptions, c'est que ce parasite doué de mouvements amiboïdes très actifs, est susceptible de présenter les aspects les plus variés, avec cependant des formes que l'on retrouve plus communément et qu'il est bon de connaître.

Ainsi Mannaberg et Manson donnent un tableau indiquant cinq espèces de parasites : quarte, tierce bénigne, parasite pigmenté de la quotidienne, parasite non pigmenté de la quotidienne, parasite de la tierce maligne. Il est facile de voir, en parcourant ce tableau, que les trois dernières espèces peuvent se réduire à une seule, tant elles ont des traits analogues ou tout à fait semblables.

Il s'agit de petites formes de 1 à 3 m.m., et elles sont la caractéristique des types continus, subcontinus, irréguliers, quotidiens.

Leur cycle est variable, durant vingt-quatre ou quarante-huit heures (tierce maligne) mais n'offrant rien de fixe. Il présente deux phases : une non pigmentée, une pigmentée, et d'après certains auteurs, le pigment existe toujours, mais est disposé en grains tellement fins que ceux-ci sont très difficiles à voir, surtout dans les préparations colorées, après fixage par l'alcool. Les mouvements amiboïdes d'abord très actifs sous le microscope, se ralentissent, et le parasite prend la forme d'un anneau, d'un cachet (voir la figure 1 d'après Koch).

Il n'est pas rare de rencontrer deux ou plusieurs petits amibes dans le même globule rouge, ce qui est absolument exceptionnel pour les autres formes du parasite.

Sa croissance achevée, le parasite forme des spores; il devient chiffonné (Gelappt), en forme de rosette, tandis que le pigment se réunit au centre et de la rupture, il en résulte six à douze petites sphères. Mais les

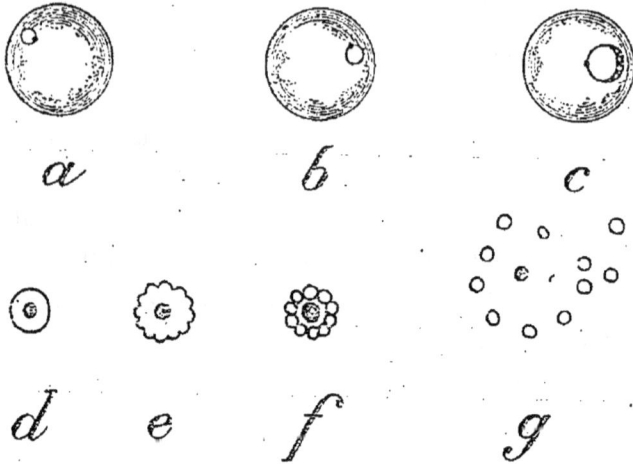

Fig. 1.— Parasite de la fièvre tropicale (d'après Koch).

formes pigmentées sont fort rares dans le sang périphérique; elles se retrouvent au contraire plus facilement dans la rate et la moëlle des os. Sur le vivant, on a pu en obtenir par la ponction de la rate, mais cette petite opération peut être dangereuse dans les pays chauds, parce que le viscère est diffluent et peut se rompre avec hémorragie et péritonite consécutives, par suite d'une simple piqûre. La ponction du foie serait inoffensive d'après Le Dantec, mais elle ne nous a pas donné des prises de sang satisfaisantes pour l'examen.

La rosace est quelquefois régulière, comme l'indique la figure précédente, mais souvent aussi elle ne l'est pas et affecte la forme en grappe de raisin. Le corps chiffonné

(e) est moins rare que la rosace, et aussi caractéristique.
La forme c se rencontre aussi à peu près exclusivement
dans les fièvres malignes, sous les tropiques : le parasite
intra-globulaire est en forme d'anneau avec un châton.

Les autres formes, d et f, sont, comme les précédentes, intra-globulaires et les globules sont plus petits
qu'à l'état normal.

En effet, tandis que dans la tierce ordinaire, les globules
infectés grossissent, dans la tierce maligne, ils deviennent
plus petits et plus sombres, ressemblant à du vieux
cuivre jaune.

Les croissants ou demi-lunes des Allemands sont des
formes stables, très faciles à voir, parce qu'ils n'ont pas
de rapport avec l'accès. On les rencontre communément
pendant l'apyrexie.

Ils sont arrondis ou très effilés à leurs extrémités,
ayant quelquefois l'aspect d'un fuseau plus que celui
d'un croissant. Vers leur milieu se trouve du pigment,
ordinairement très apparent. Ils ont une longueur de 7 à
9 m.m. Un mince trait réunit les deux cornes du croissant, comme une corde soutenant un arc. Cette corde
n'est autre que les débris du globule rouge, auquel
le croissant était accolé. Ils sont libres dans le sang, toujours extra-globulaires.

Les croissants donnent naissance aux corps flagellés.
Ils se transforment en corps ovalaires, puis en corps
sphériques qui émettent des flagelles. Ces corps sphériques sont distincts de ceux dont nous avons parlé à
propos des fièvres quarte et tierce. Dans celles-ci, les
flagelles peuvent provenir de corps sphériques ayant leur
pigment réuni au centre, tandis que, dans les autres, les

flagelles proviennent seulement de corps sphériques, dans lesquels le pigment est disséminé.

Le corps en croissant paraît être une forme enkystée. Il se montre, au moins en Algérie, à une époque assez tardive de la saison des fièvres, guère avant le mois d'octobre. Il est associé souvent au paludisme chronique, ou à la cachexie paludéenne. Sa résistance à la quinine est très connue, et alors que toutes les autres formes parasitaires ont disparu, le croissant persiste seul, tout en devenant de moins en moins visible.

De la description précédente, on peut tirer des conclusions pratiques assez importantes.

Il y a à distinguer deux formes de parasites, la grosse (Hoemebia magna), la petite (Hoemebia parva), la première propre aux fièvres bénignes, aux types espacés ; la seconde aux fièvres graves, dont les appellations sont nombreuses et variables La première se rencontre aussi facilement dans le sang périphérique que dans le sang viscéral. La seconde y est plus difficile à découvrir, parce qu'elle ne renferme pas toujours du pigment très visible, à l'encontre de la première. L'Hoemebia parva abonde, au contraire, dans le sang des viscères, au cours des accès pernicieux par exemple.

Des fièvres qui paraissent quotidiennes peuvent en réalité être dues à l'inoculation successive et à des moments différents du parasite d'un type espacé (quarte ou tierce).

Mais Laveran fait cette objection aux partisans de la pluralité des hématozoaires : « Ces petites formes, considérées comme le premier stade d'un parasite de la quarte ou de la tierce, ressemblent dans ce stade-là aux formes de la tierce maligne ou fièvre estivo-automnale. » Cela est vrai ; mais il faut bien savoir que les infections mixtes (association de Pl. malariae ou de Pl. vivax avec Laverania praecox) sont très rares. Thayer, qui vit, à Baltimore, 1.618 paludéens, n'en rencontra que 31 avec une infection mixte. Koch pense aussi que les différentes espèces s'excluent l'une l'autre.

Ainsi, un malade paludéen, en proie à un accès, ou ayant eu un accès tout récemment, ou devant en avoir un dans quelques heures, est soumis à notre examen. Il est possible de déterminer, par l'examen du sang seulement, quel est le type de fièvre dont il est atteint, par suite, d'établir avec le diagnostic le pronostic de la maladie. Un malade entre dans notre service le 13 octobre 1902, en proie à un violent accès. Des renseignements donnés, nous concluons qu'il s'agit d'une fièvre quotidienne, peut-être estivo-automnale, c'est-à-dire très grave. A l'examen du sang, pris le lendemain de l'accès, et quelques heures avant un nouvel accès, nous trouvons des hématozoaires en abondance. Ce sont de grosses formes qui dominent ; ce sont celles-là qui entraînent notre diagnostic ; mais il y a aussi des petits amibes, et tous sont pigmentés. Des formes en grosses rosaces sont très nettes, et les portions segmentées sont au nombre de sept, huit ou dix : quelques-unes sont en voie de segmentation. De plus, il y a beaucoup de corps sphériques, les uns à peu près immobiles, les autres agités de mouvements peu rapides. Les globules parasités ne sont pas sensiblement altérés et ont conservé leurs dimensions normales. Le pigment est à gros grains. Pas de corps non pigmentés, pas de croissants.

Il y avait donc dans ce cas des parasites de la quarte à des degrés différents. On pouvait conclure qu'il s'agissait d'une fièvre bénigne, n'ayant nulle tendance à la perniciosité.

La suite de l'observation du malade en question nous fit voir une succession de plusieurs accès quartes, ce qui frappa vivement les élèves, d'autant mieux que nous n'avions pas administré le spécifique. On s'explique très bien que les générations de la même espèce de parasites disparaissent les unes après les autres. Le type de fièvre se dégrade, et de quotidien devient tierce ou quarte.

Structure intime de l'hématozoaire. — Pour l'étudier, il faut laisser les préparations séchées et fixées pendant vingt-quatre heures dans le bain colorant. Le nucléole se colore en violet, et autour de lui on distingue le noyau vésiculeux, qui est resté incolore. Au moment de la sporulation, le nucléole se fragmente, et les portions ainsi fragmentées se portent à la périphérie en s'entourant chacune d'un petit amas protoplasmique, tandis que le pigment se concentre à la partie médiane du corps sphérique ; puis le corps se fragmente en autant de petites sphères qu'il y a eu de divisions nucléolaires.

Fréquence des diverses formes de l'hématozoaire. — Voici la statistique de Laveran :

Corps amiboïdes seuls	266 fois.
Corps en croissant seuls..................	43 —
Corps amiboïdes et corps en croissant	31 —
Corps amiboïdes et flagelles...............	59 —
Corps amiboïdes, corps en croissant et flagelles	33 —
	432 fois.

L'hématozoaire de Laveran n'a jamais pu être cultivé.
Les injections de sang contenant des hématozoaires n'ont
pas reproduit la fièvre paludéenne chez des animaux à
qui l'on avait fait ces inoculations.

Au point de vue clinique, des classifications nombreuses ont été données des parasites de la malaria.
Manson divise ainsi les parasites avec les types fébriles
correspondants :

$$\text{Parasites} \begin{cases} \text{quarte} \\ \text{tierce} \end{cases} \begin{matrix} \text{ne donnant pas de} \\ \text{croissants.} \end{matrix} \begin{cases} \text{fièvres bénignes.} \end{cases}$$

$$\text{Parasites} \begin{cases} \text{quotidienne, pig-} \\ \qquad \text{menté} \\ \text{quotidienne, non} \\ \qquad \text{pigmenté} \\ \text{tierce} \end{cases} \begin{matrix} \text{donnant des} \\ \text{croissants} \end{matrix} \begin{cases} \text{fièvres} \\ \text{malignes.} \end{cases}$$

Nous donnons ci contre un tableau clinique plus détaillé.

Tableau des fièvres palustres en correspondance avec les diverses formes d'hématozoaires.

A. — FIÈVRES BÉNIGNES (ni accès pernicieux, ni cachexie palustre, mais accidents pernicieux possibles).

Hématozoaires à grosses formes (7 à 9 μ.) très pigmentées, sans corps chiffonnés, corps en anneaux ou petites rosaces, et sans croissants.

Quarte	*Tierce*
Hématozoaires de la grosseur d'une hématie.	Hématozoaires souvent plus gros qu'une hématie.
Pigmentation à gros grains. Mouvements lents du protoplasma et des grains de pigment.	Pigmentation fine. Mouvements très vifs du protoplasme et des grains de pigment.
Atteignent leur développement en 72 heures.	Atteignent leur développement en 48 heures.
Rosaces en forme de marguerite, avec 6 à 12 segments.	Rosaces en forme de tournesol, avec 15 à 20 segments au moins.
Globules rouges gardant leurs dimensions et restant colorés jusqu'à complète destruction.	Globules rouges souvent hypertrophiés et se décolorant facilement.
Rosaces assez fréquentes dans le sang périphérique, plus fréquentes dans le sang viscéral (rate, foie).	Rosaces plus rares dans le sang périphérique, toujours fréquentes dans le sang viscéral (rate, foie).

B. — Fièvres malignes (accès et accidents pernicieux, cachexie palustre).

Hématozoaires à petites formes (1 à 3 µ.), peu ou pas de pigments, avec corps chiffonnés corps en anneaux, petites rosaces, et avec croissants.

Types : Tierce maligne, estivo automnale, continue, rémittente, quotidienne, tropicale, etc.

Hématozoaire plus petit qu'une hématie.

Peu ou pas de pigments. Mouvements plus ou moins vifs.

Développement irrégulier (24 heures, 48 heures, etc.).

Rosaces irrégulières, en grappe de raisin ou formant seulement 6, 8, 10 ou 12 segments.

Corps chiffonnés, corps en anneaux, corps en croissant.

Globules rouges décolorés. souvent diminués de volume.

Parfois, discordance entre l'examen du sang périphérique et le sang viscéral. Dans le premier, petits corps non pigmentés, ou croissants, sans rosaces ; dans le second, toutes les formes plus ou moins pigmentées et en abondance. Rosaces extrêmement rares dans le sang périphérique.

CYCLE EXTRA-CORPOREL DE L'HÉMATOZOAIRE
(DANS LE CORPS DU MOUSTIQUE)

Nous avons vu comment se comportait le parasite dans le sang humain, contenu dans l'appareil circulatoire ou extravasé (les flagelles ne se formant dans le sang qu'au bout d'un certain temps après l'extraction). Le parasite est susceptible de subir une autre évolution que l'on appelle *sexuée* par opposition à la première que l'on dit *asexuée*. En outre, le parasite parcourt peut-être une phase latente, dont nous dirons quelques mots.

La connaissance de la vie de l'hématozoaire dans le corps du moustique, a permis des déductions dont la haute portée pratique n'échappe à personne. C'est par la piqûre du moustique que se propage la maladie de l'homme malade à l'homme sain. On voit de suite ce que la prophylaxie peut tirer de cette constatation devenue évidente.

On savait déjà que la filariose pouvait se transmettre à l'homme au moyen d'un moustique ; Patrick Manson l'avait démontré, et Laveran, en 1884, s'étant aperçu de la relation qu'il y avait entre les épidémies de fièvres intermittentes et l'apparition des moustiques dans certaines localités, avait émis l'hypothèse que le moustique pouvait bien être un agent de propagation du paludisme.

D'ailleurs, tant il est vrai que les grandes découvertes existent en germe dans les masses populaires, la croyance à l'action des moustiques est affirmée dans un roman japonais cité par la Lancet (Neveu-Lemaire), et Koch a rencontré dans l'est africain allemand des indigènes vivant sur les collines et déclarant qu'ils descendent parfois dans les vallées, sont piqués par des moustiques et contractent ainsi la fièvre : le même mot Mbu leur sert à désigner et l'insecte et le genre de fièvre.

Manson reprit, en 1894, l'hypothèse de Laveran et émit même l'idée que l'agent propagateur du paludisme devait être une espèce particulière de moustiques.

Ronald Ross s'inspira des idées de Laveran et de Manson et institua des expériences précises pour vérifier l'hypothèse. Il infecta des oiseaux avec un hématozoaire, proteosoma voisin de celui qu'on rencontre dans le sang humain, et il put suivre toute l'évolution du parasite chez l'oiseau. Ces oiseaux infectés, il les fit piquer par des moustiques du genre Culex, et il put déterminer les diverses phases que subit le proteosoma dans le corps du moustique. Il fit ces expériences d'abord aux Indes, puis au Sierra-Leone et elles furent confirmées à Rome par Grassi, Bastianelli et Bignami.

Des expériences sur l'homme furent également instituées avec plein succès. Des moustiques non infectés (provenant de larves élevées en laboratoire) ayant piqué des paludéens, on put suivre dans l'estomac des insectes les transformations de l'hématozoaire.

Voyons quelles sont ces transformations :

Dans la fièvre estivo-automnale, tierce maligne, etc., il y a des croissants, qui chez l'homme sont des formes stériles, en même temps que des corps sphériques plus ou moins développés et des petits amibes. Dans l'estomac d'un moustique qui a sucé le sang d'un malade atteint de cette sorte de fièvre, les corps sphériques (sporocytes) et les petits amibes disparaissent, dégénèrent. Il n'en est pas de même des croissants. Ceux-ci deviennent ovalaires, puis sphériques : ce sont des gamétocytes. Les gamétocytes sont ou mâles ou femelles, et on peut les distinguer entre eux dans le sang humain ; les mâles étant dits microgamétocytes, les femelles macrogamétocytes ; dans les mâles, le pigment est épars, dans les femelles, il est central. Ce sont les mâles qui, comme nous l'avons vu, donnent naissance aux flagelles.

Dans le corps du moustique, dans son estomac, les microgamétocytes ne changent pas. Les flagelles se détachent et s'introduisent dans un macrogamète, qui est l'ancien macrogamétocyte. Cette véritable fécondation s'accomplit le long de la muqueuse stomacale du moustique.

Il en résulte, par la fusion des organes du microgamète et du macrogamète, un ovule que l'on appelle zygote. Une des extrémités s'effile et pénètre dans la couche superficielle de l'estomac (vermicule de Grassi).

Chaque zygote grossit et forme un kyste visible à travers la paroi externe de l'estomac du moustique.

La masse chromatique du centre du zygote se fragmente ; chaque fragment s'entoure de protoplasma et se nomme blastophore.

La masse chromatique ou noyau se porte à la périphérie, et s'individualise de plus en plus dans le kyste primitif. Chacun des éléments du kyste, représentant une cellule protoplasmique avec un gros noyau a reçu le nom de blaste ou zoïde (Neveu-Lemaire) ou de sporozoïte, dernière appellation qui est la plus commune.

Les kystes se rompent, les sporozoïtes sont mis en liberté et se réunissent en grand nombre dans les glandes solivaires de l'insecte, d'où ils iront infecter le sang humain, et ces sporozoïtes ne sont autre chose que les petits amibes, premier stade du cycle intra-corporel que nous avons déjà décrit :

A l'hôpital San Spirito de Rome, Grassi a prouvé que

4

la fièvre malarique est réellement due au sporozoïde né du corps en croissant. Un individu sain consentit à se laisser piquer par des moustiques infectés par un malade atteint de fièvre estivo-automnale et dont le sang renfermait un grand nombre de croissants. Alors chez le sujet on vit se dérouler une fièvre de type semblable, à parasites caractéristiques, tandis que dans les insectes ayant servi à l'expérience on retrouva des zygotes arrivés à maturité et des sporozoïtes logés dans les glandes salivaires.

L'évolution du parasite dans l'intérieur du moustique est subordonnée à un certain nombre de conditions. Il faut d'abord qu'il y ait dans l'organisme de l'insecte des parasites des deux sexes, arrivés à maturité et doués d'une vitalité suffisante. La seconde condition, c'est que la température soit suffisante. Quand la température est inférieure à 15° le parasite subit un arrêt de développement absolu ; entre 20° et 22° le développement est lent ; c'est à 30° que la température paraît convenir le mieux.

L'infection malarique du moustique ne se transmet pas de génération en génération ; les insectes fraichement éclos de larves élevées en laboratoire ne renferment jamais d'organisme parasitaire et sont par conséquent inaptes à développer la maladie (Grassi, traduit et analysé par Boddaert).

Bastianelli et Bignami firent pour l'organisme de la tierce ce qu'ils avaient fait pour le parasite de la fièvre estivo-automnale. Ils virent que l'évolution du second était analogue à celle du premier. Ce sont les formes pigmentées géantes de la fièvre tierce qui tiennent le rôle des croissants. Elles sont stériles également chez l'homme, mais dans le corps du moustique produisent des macrogamètes et des microgamétocytes, lesquels donnent naissance à six ou sept microgamètes (flagelles), destinés à féconder le macrogamète. Celui-ci se fixera à son tour dans la partie stomacale de l'insecte et continuera son cycle évolutif, avec quelques différences par rapport au parasite de la fièvre estivo-automnale. Jeunes, les parasites de la tierce se distingueront par leur forme qui est plus allongée et les caractères spéciaux de leur pigment ; les gamètes en voie de développement se différencieront par le nombre moins élevé et le volume plus grand de leurs noyaux ; enfin les corps à sporozoïtes se reconnaîtront par les caractères morphologiques et la disposition de ceux-ci qui sont moins aigus et plus régulièrement placés que dans le zygote de l'autre type fébrile.

Les parasites de la tierce possèdent aussi des propriétés spécifiques, un pouvoir fébrigène spécial. Les moustiques nourris du sang de malades en puissance de tierce qui infectent ensuite des individus sains reproduisent toujours le type fébrile original au même titre que les insectes injectés de croissants donnent régulièrement naissance à une fièvre estivo-automnale. (Boddaert, d'après les Italiens.)

Ce sont des moustiques infectés du parasite de la tierce qui envoyés d'Italie, piquèrent à Londres le fils de Manson, et lui communiquèrent une fièvre tierce typique, loin de tout foyer paludéen.

Voilà donc bien établi le cycle extra corporel de l'hématozoaire dans l'organisme de moustique. Donnons maintenant quelques indications sur le moustique lui-même.

Tous les moustiques ne sont pas propres à transmettre le parasite de la fièvre paludéenne à l'homme.

Les moustiques propagateurs du paludisme, appartiennent à la famille des Culicides, à la sous famille des

Anophelina, et au genre Anopheles ; le Culex vulgaire ou
« cousin » (culex pipiens) appartient à la même famille;

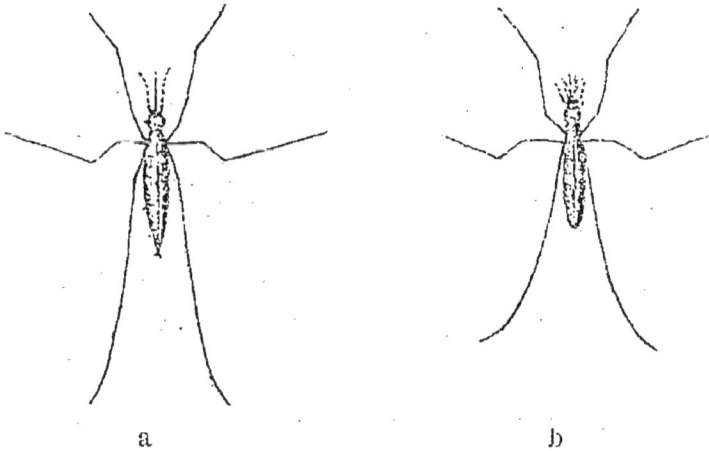

Fig. 2. — *a)* Anopheles mâle.
b) Anopheles femelle (d'après Theobald).

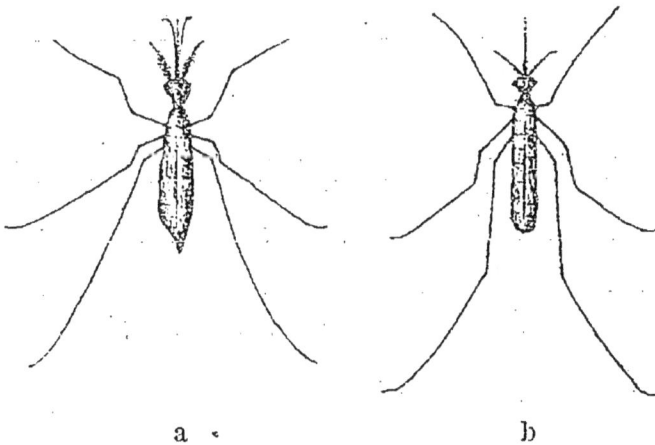

Fig. 3. — *a)* Culex mâle.
b) Culex femelle (d'après Theobald).

il est rattaché à la sous famille des Culicina et au genre
Culex. En ce qui concerne la fièvre paludéenne, les Culex
ne jouent aucun rôle, mais l'un d'eux transmet la fièvre

jaune aux Antilles. et certains sont susceptibles d'être les hôtes de la filaire du sang (éléphantiasis).

Un moustique présente à considérer : la tête, le thorax, l'abdomen.

a) *Trompe*. — Celle-ci, ou bouche du moustique, est composée de six pièces au moins chez la femelle qui est seule capable de piquer et d'inoculer la maladie. Chez le mâle les pièces sont atrophiées. Ces pièces sont : le labre ou lèvre supérieure, l'hypopharynx, acéré à son extrémité et creusé d'une rigole servant à l'écoulement de la salive, deux mandibules et deux maxilles.

Toutes ces pièces sont contenues, engainées dans le labium ou lèvre inférieure. Au labre, ou lèvre supérieure, est soudé l'épipharynx.

Quand le moustique pique, la lèvre inférieure ne pénètre pas dans la plaie, elle se replie et sa pointe appuyée sur la peau sert seulement à diriger les pièces ci-dessus décrites ou véritables stylets. (E. Sergent).

C'est la lèvre supérieure avec l'hypopharynx qui perce la peau ; les mandibules et les maxilles agrandissent la plaie, et la salive est injectée alors (cette salive à la propriété d'empêcher la coagulation du sang.)

L'hypopharynx s'oppose et s'applique à la partie inférieure du labre, de façon à former un tube complètement fermé par lequel le sang sucé pénètre jusque dans l'estomac (Bertrand et Klynens.)

b) *Palpes*.— Deux prolongement rectilignes de chaque côté de la trompe et plus minces qu'elle.

c) *Antennes*. — De chaque côté des palpes, composées

4.

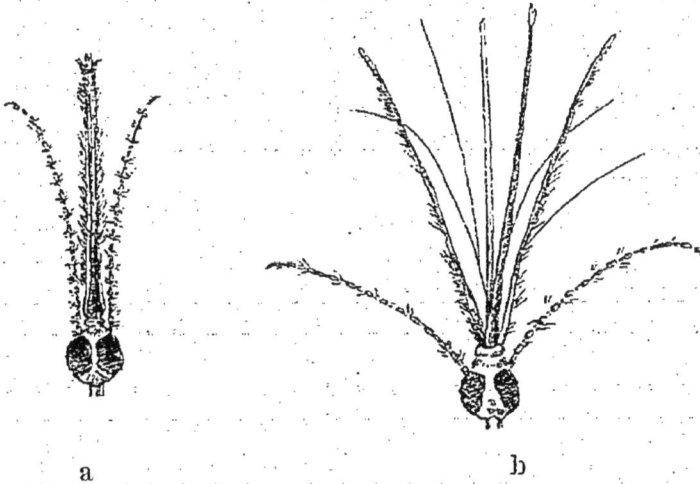

Fig. 4. — Tête d'anophèles :
a) Mâle ;
b) femelle.
En b, on voit : les antennes, les palpes, le labre, l'hypopharynx,
les mandibules et les maxilles (d'après Christy).

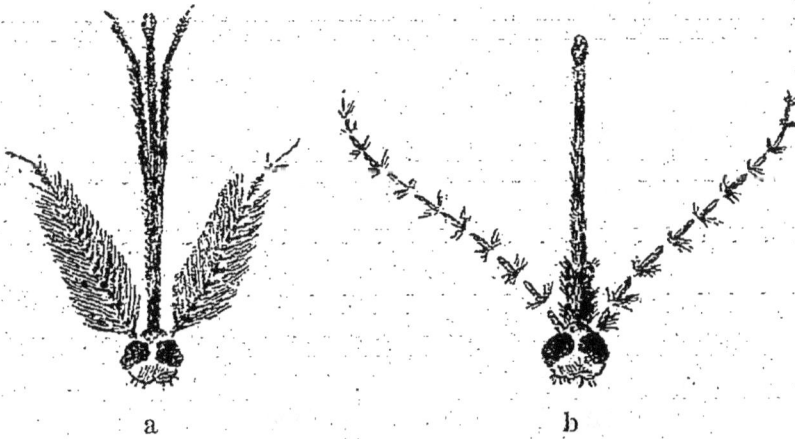

Fig. 5. — Tête de culex :
a) mâle ;
b) femelle, avec palpes très courts
(d'après Christy).

de plusieurs articles ; elles sont couvertes de poils chez
les mâles, alors que chez les femelles les poils sont rares.

d) *Glandes salivaires.* — Au nombre de deux, une de chaque côté, composée de trois lobes. Les canaux se réunissent en un seul conduit qui se continue avec l'hypopharynx.

Thorax. — Au thorax sont fixées les ailes, sillonnées de nervures, et parsemées d'écailles et de taches fort importantes pour la distinction entre les espèces. Il y a trois paires de pattes attachées à l'abdomen.

Abdomen. — Il est composé de huit anneaux. Il est plus étroit et plus velu chez le mâle que chez la femelle. Les organes génitaux externes sont attachés au huitième segment et sont composés de deux appendices dans l'un et l'autre sexe. Ces appendices sont plus longs, plus volumineux et terminés par une sorte de vrille chez les mâles. Ils peuvent servir dans la détermination spécifique (E. Sergent).

Il est important de distinguer : 1° Le sexe ; 2° le genre.

1° *Le sexe.* — La femelle étant seule capable de piquer, il est indispensable de pouvoir la distinguer du mâle. Or, dans les deux genres qui nous préoccupent (Culex et Anopheles), c'est par les antennes que la distinc-tinction est possible. Les antennes des mâles sont excessivement barbues, tandis que les antennes des femelles n'ont que de petites barbelures, presque impossible à découvrir à l'œil nu.

2° *Genre.* — Un culex peut être distingué d'un anopheles, par son attitude sur la surface où il est posé. L'axe du corps, chez le culex est parallèle à la surface, tandis qu'il est presque perpendiculaire chez l'anopheles. Le culex a les pattes plus courtes que l'anophele. Presque tous les culex ne présentent pas de taches sur les ailes ; les anopheles sont en général tachetés.

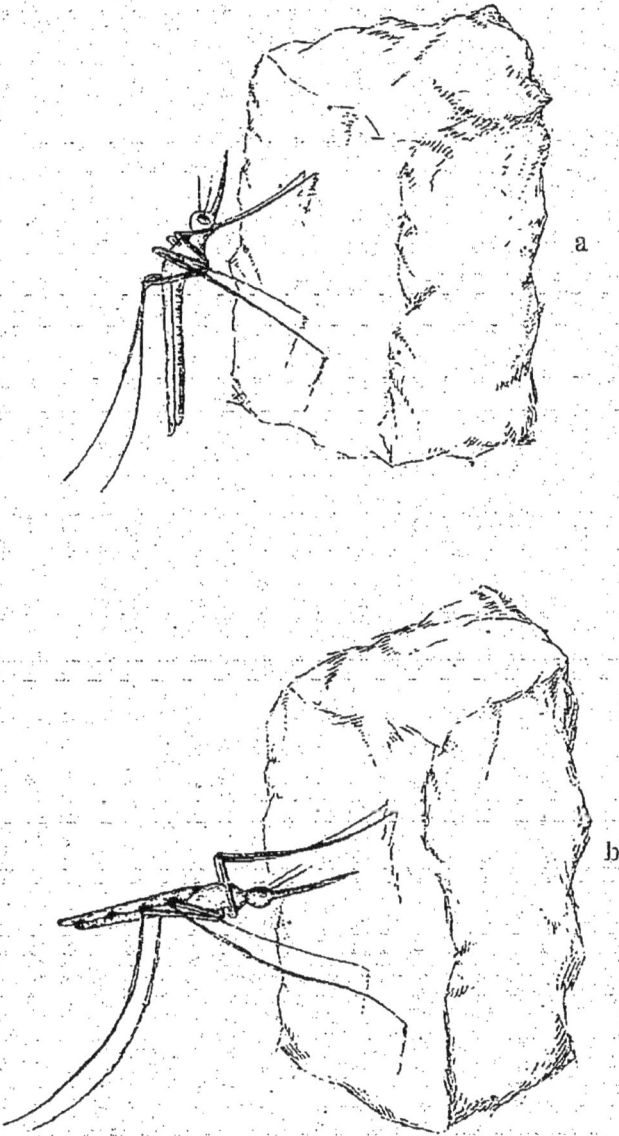

Fig. 6. — Position le long d'une muraille :
a) d'un culex ;
b) d'un anophèles

Chez l'anopheles, les palpes atteignent la longueur de la trompe dans les deux sexes. Chez les culex mâles, les palpes sont plus longs que la trompe. Chez le culex femelle, les palpes sont très courts.

Donc en examinant un moustique à la loupe, on regarde d'abord ses antennes; si elles sont très velues, c'est un mâle; si les palpes sont en outre plus longs que la trompe, c'est un culex mâle; si les palpes sont aussi longs que la trompe, c'est un anopheles mâle.

Si les antennes ne sont pas velues, c'est un moustique femelle.

Si les palpes sont aussi longs que la trompe, c'est un anopheles femelle. Si les palpes sont beaucoup plus courts que la trompe, c'est un culex (Bertrand et Klynens).

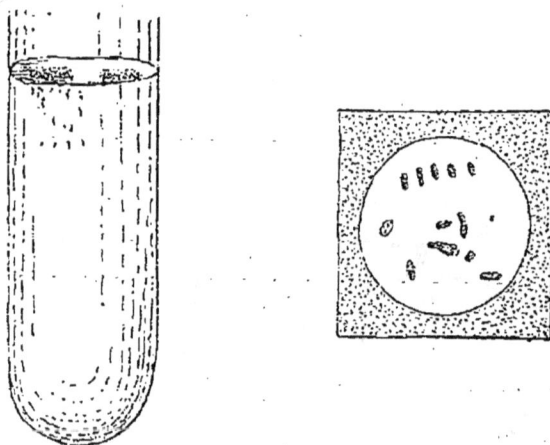

Fig. 7. — Œufs de culex en tube et sur plaques de verre
(d'après Christy).

Œufs. — Culex : pondus au nombre de 2 à 300, accolés entre eux, forment ensemble une petite masse ovalaire noire de forme naviculaire parfois, d'un millimètre à 1 mm. 1/2 de longueur. Anopheles : pondus au nombre de 150 en moyenne, ne sont pas accolés entre eux, se touchant seulement par leurs extrémités et formant des étoiles, des croix, des rosaces, des triangles et toutes sortes de figures.

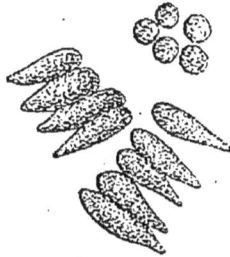

Fig. 8. — Œufs de culex grossis (d'après Christy).

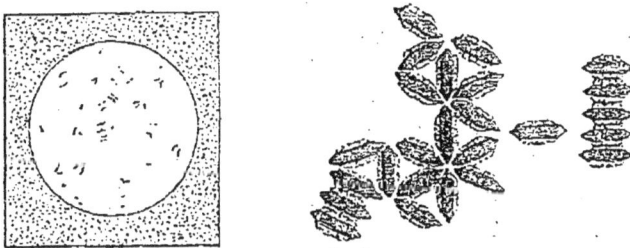

Fig. 9. — a) Œufs d'anopheles sur une plaque de verre
(d'après Christy).
b) Œufs d'anopheles avec grossissement très fort.
(The Tomson Yates Laboratories Reports, in Bertrand et Klynens.)

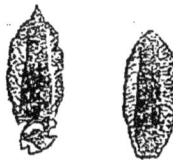

Fig. 10. — Œufs d'anopheles sur le point d'éclore (d'après Christy).

Larves. — Elles éclosent assez rapidement suivant la chaleur, sous les tropiques, moins de vingt-quatre heures après la ponte. Elles ont l'aspect de chenilles ou de vers, de couleur blanc-grisâtre. Culex : à la surface de l'eau, la larve se tient perpendiculairement à cette surface, pour

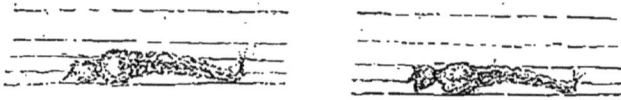

Fig. 11. — Larves d'anophèles (Christy).

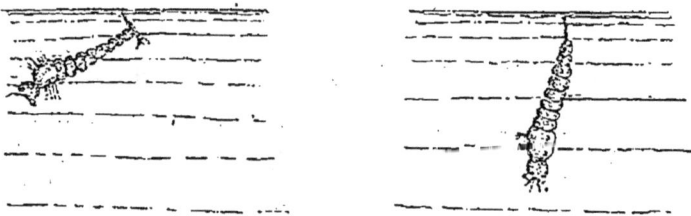

Fig. 12. — Larves de culex (Christy.)

respirer ; l'appareil trachéal se termine par deux orifices au niveau de l'avant dernier anneau abdominal, qui contient un petit appendice permettant à la larve de se suspendre ainsi verticalement la tête en bas. Si on remue la surface de l'eau, on voit la larve se précipiter rapidement au fond, à l'aide de mouvements ondulatoires de tout le corps. Anopheles : chez elles, pas d'appendice respiratoire. Les trachées s'ouvrent directement à la surface dorsale de l'avant dernier anneau ; et la larve pour respirer se maintient horizontalement. Pour fuir, la larve recule, les derniers segments du corps frappent l'eau à coups de fouet ; d'ailleurs elle est beaucoup moins agile que la précédente, et ne se retire qu'exceptionnellement au fond de l'eau.

Nymphes. — Au bout de quelques jours, plus ou moins selon la température, la larve donne naissance à une nymphe, qui se tient verticalement dans l'eau, affectant la forme d'un point d'interrogation, et bientôt de cette nymphe sortira l'insecte parfait.

Voici, d'après Cuthbert Christy, un tableau comparatif qui permettra de se fixer dans l'esprit les différences principales entre les moustiques anopheles et culex, leurs œufs, leurs larves, leurs nymphes.

CULEX	ANOPHELES

Le Moustique

1. Ne transmet pas la malaria à l'homme.	1. Transmet la malaria à l'homme.
2. Les palpes du mâle sont aussi longs que la trompe. Ils sont parfois plus longs et barbelés.	2. Les palpes du mâle sont aussi longs que la trompe et parfois en massue.
3. Les palpes du moustique femelle sont plus conrts que la trompe.	3. Les palpes du moustique femelle sont au moins aussi longs que la trompe. Ils ne sont pas en massue.
4. Sa situation au repos par rapport au mur ou au sol où il est posé est parallèle.	4. La situation au repos par rapport au mur ou au sol où il est posé est presque perpendiculaire, formant un angle de 45 degrés et plus.
5. La tête est sous le thorax, ce qui le rend bossu.	5. La tête, la trompe et le corps sont sur la même ligne droite, ce qui lui donne l'aspect d'une épine piquée dans un mur.
6. La trompe est incurvée et forme un angle avec le corps.	6. La trompe est dans la même direction que l'axe du corps.
7. Parfois au repos le corps du moustique est absolument appuyé contre le mur.	7. Le corps est toujours loin du mur.

8. Sa couleur est grise, brune ou gris noirâtre.
9. Dans la plupart des espèces, les ailes ne sont pas tachetées.

10. Il bourdonne.
11. Sa piqûre est douloureuse.

8. Sa couleur est claire ou brun-foncé.
9. Dans la plupart des espèces, on distingue trois ou quatre taches sombres sur le bord externe.
10. Il ne bourdonne pas (?)
11. Sa piqûre n'est pas douloureuse (?)

Œufs

1. Les œufs agglomérés forment une petite masse noire.

1. Ils sont séparés ou forment de petits paquets.

Larves

1. Elles ont la tête en bas dans l'eau.
2. Les tubes respiratoires s'ouvrent à leur extrémité au moyen d'un appendice.
3. En gagnant le fond de l'eau, elles ont des mouvements en vrille, en huit de chiffre.

4. La tête est au-dessous du thorax, comme pour le moustique.
5. La tête est de même couleur que le corps.

1. Elles sont placées parallèlement à la surface.
2. Les tubes trachéaux s'ouvrent directement à l'extrémité du corps. Pas d'appendice
3. Elles sont à la surface de l'eau, mais peuvent gagner le fond tout d'un coup quand l'eau est troublée.
4. La tête est dans le même plan que le corps, comme pour le moustique.
5. La tête est noire.

Nymphes

1. Généralement plus grosses que celles d'anopheles.

1. Généralement moins grosses que celles d'anopheles.

Habitat des larves

1. Un seau, une cuve, une citerne, un canal, une fosse, ou un marais.

1. Des bourbiers ou des étangs contenant des algues vertes, etc.

MODES DE TRANSMISSION DU PALUDISME

De tout ce qui précède, il en résulte que le paludisme se transmet indubitablement par le moustique anophèles qui récèle l'hématozoaire pendant un certain temps et l'inocule à un homme sain en le piquant.

Cette explication paraît convenir à la majorité des cas pour ne pas dire à tous. Indépendamment des preuves tirées de l'examen des transformations de l'hématozoaire dans la cavité stomacale du moustique, et des expériences signalées, un certain nombre de faits, fruit de l'observation de tous les jours, viennent corroborer l'opinion courante. S'il est dangereux de sortir la nuit dans les pays palustrés, ce qui a été remarqué de tout temps, c'est que les moustiques, endormis pendant le jour, se réveillent à la tombée du jour, et cherchent alors à se repaître du sang humain. Le voisinage des marais, des étangs, est à juste titre redouté, parce que ce sont des endroits recherchés de préférence par les moustiques. Les villes à légère altitude sont indemnes de moustiques et de fièvres. Les campagnes au contraire ont les uns et les autres. C'est en été, dans la saison chaude que le paludisme sévit avec le plus de vigueur et c'est aussi dans cette saison que les moustiques sont le plus abondants. Les enfants sont particulièrement exposés, parce qu'ils sont plus souvent piqués par les moustiques, en raison de la finesse de leur peau. Les nègres, à peau résistante, peu accessible aux piqûres des insectes, sont aussi moins touchés par le paludisme. Nous reviendrons sur tout cela, en traitant de la prophylaxie du paludisme.

Jusqu'aux récentes découvertes, on admettait que le

paludisme se propageait par l'air (mal'aria, mauvais air, émanation des marais) ou par l'eau. Aujourd'hui on abandonne de plus en plus ces explications pour accepter l'idée de la transmission par la seule piqûre du moustique. Le professeur Grassi est un de ceux qui ont proclamé le plus explicitement cette opinion. Laveran en est également très partisan, disant que ce mode de transmission est le seul démontré.

On peut se demander cependant si la piqûre du moustique est absolument indispensable, et si les œufs et larves des moustiques ingérés en même temps que l'eau potable ne sont pas susceptibles, quand ils proviennent de moustiques infectés, de transmettre la maladie. Il y a bien à cet égard une expérience de Ross qui fit avaler à un homme des gorgées d'une eau dans laquelle des moustiques remplis de sang palustre étaient morts, après y avoir déposé leurs œufs, et communiqua ainsi, au bout d'une dizaine de jours, une fièvre assez caractéristique avec infection du sang par les hématozoaires. Mais cette expérience n'a pas été confirmée, et Ross lui-même n'a pu la reproduire.

D'autre part, Patrick Manson estime que la piqûre de l'anophèles n'explique pas tout, particulièrement les faits de bouleversement des terres. Il y a des localités qui deviennent insalubres à la suite de travaux ayant eu pour résultat de remuer le sol. Ces travaux n'ont pas fait varier le nombre des moustiques, et ceux-ci qui étaient inoffensifs avant les travaux, seraient-ils capables de devenir infectants après eux? Il faut convenir qu'une telle objection est sérieuse et doit être prise en considération.

Legrain fait une objection assez ingénieuse à la théorie du moustique. Il faut, dit-il, que l'hématozoaire accomplisse une partie de son évolution dans le corps du moustique, avant de communiquer par l'intermédiaire de la piqûre de celui-ci, la fièvre paludéenne. Dès lors comment concilier ce fait avec les expériences des Italiens, qui ont transmis la maladie par l'injection de sang paludéen dans le tissu sous-cutané ou dans les veines d'individus sains ? On peut répondre qu'il n'y a rien de contradictoire dans les deux procédés de transmission, mais qu'à côté de la piqûre du moustique, il est possible de supposer, sans pouvoir le démontrer encore, d'autres voies de propagation. Le contact d'une plaie fortuitement ou intentionnellement, avec du sang de paludéen, est peut-être capable de faire éclore le paludisme.

Quoiqu'il en soit, la piqûre de moustique est la seule voie bien établie de transmission du paludisme à l'homme.

Aussi n'est-il pas inutile, croyons-nous, d'ajouter quelques mots sur la capture et l'élevage des moustiques ; pour plus de détails, nous renvoyons au livre de Sergent, qui nous servira de guide.

Pêche des larves. — Avec une sorte de filet à papillon, mais en toile perméable, au fond duquel on a fixé un quart de soldat, on recherche les bords d'une mare, surtout aux endroits cailouteux, et on retire brusquement. L'eau s'écoule par les pores du sac, et dans le quart, on aperçoit sur l'eau, les larves que l'on aspire avec une pipette dont l'extrémité effilée a été sectionnée. Les larves se transportent vivantes dans un flacon à large ouverture, non rempli jusqu'au goulot. Il est très difficile de recueillir des œufs d'anopheles dans les mares, car ces œufs ne sont pas agglutinés entre eux comme ceux des culex ; on les voit péniblement à l'œil nu.

Chasse des moustiques adultes. — On prend un tube
de verre du diamètre d'un tube à essai, mais moitié
moins long. On tient ce tube perpendiculairement au
plan du mur sur lequel est posé le moustique, et on applique sur l'insecte son ouverture. Le moustique gagne
bientôt le fond du tube dont on recouvre rapidement
l'ouverture avec le doigt.

Si le moustique ne peut être accessible à la main, on
se sert d'un filet à papillon dont le sac est très développé, de façon à former un sac fermé, quand sa partie
inférieure se replie sur le cercle métallique.

On guette l'insecte, et au moment où il s'envole, on
applique sur lui le filet, dont la partie inférieure, à l'aide
d'un mouvement de torsion, se replie sur le cercle métallique et forme une cavité close dans laquelle le moustique est emprisonné. On saisit le sac en haut par la main
gauche, et comme l'insecte monte toujours, on va avec
la main droite le capturer à l'aide d'un tube comme précédemment.

On transporte les moustiques dans des flacons à en-
tonnoir ou dans des petites cages grillagées avec du tulle,
et munies à leur partie supérieure d'un sac s'ouvrant facilement et permettant de passer la main pour aller cueillir
un insecte, pour l'étude. Pour faire pénétrer un moustique, il faut diriger l'ouverture de la cage vers le côté
opposé à la lumière, les moustiques déjà contenus dans
la cage se dirigeront toujours vers la partie éclairée, de
sorte que l'on peut, sans danger qu'aucun ne s'échappe,
introduire ou sortir la main.

Pour examiner un moustique, on peut le tuer en le
faisant pénétrer dans un tube au fond duquel on a placé

une faible quantité de cyanure de potassium. Au bout de quelques secondes, l'insecte meurt.

Elevage des moustiques. — Elevage des larves. Dans le laboratoire on place des larves dans des bocaux d'une contenance de trois litres environ. On remplit ces bocaux avec de l'eau de la mare dans laquelle elles ont été capturées. Dans ces bocaux l'on met également des algues et des plantes prises dans la mare. Il faut que les bocaux soient profonds et peu larges d'ouverture, afin d'éviter la pullulation des microbes, qui détruiraient les larves. Il est bon d'ajouter quelques petits crustacés, daphnies, copépodes, dont les larves font leur nourriture.

Une fois les moustiques nés, on les capture à l'aide d'un sac qui coiffe l'orifice supérieur du bocal.

Conservation des adultes. -- Elle se fait dans les petites cages dont nous avons parlé précédemment ou bien dans de grandes cages dont on trouve la description dans Sergent.

PHASE LATENTE

Nous avons étudié le cycle intra-corporel et extra-corporel de l'hématozoaire de Laveran. Mais à côté du second cycle, il est peut-être possible d'en découvrir un autre, également extra-corporel, mais s'en distinguant cependant, et permettant de comprendre ce qu'on a décrit sous le nom de phase latente du parasite. Manson s'est demandé comment il se faisait que dans des régions absolument inhabitées on trouvait des moustiques infectés d'hématozoaires. Comment peut-il en être ainsi,

puisque le corps de l'homme paraît être nécessaire pour
transmettre le parasite à l'insecte? Deux réponses peuvent être faites; d'abord c'est que l'hématozoaire peut
vivre dans le corps d'autres vertébrés que l'homme, puis
que l'hématozoaire peut peut-être se transmettre de moustique à moustique sans l'intervention de l'homme, par
les œufs infectés ou bien par l'intermédiaire d'une variété spéciale de sporozoïte. Sur ce dernier point, les
recherches de Ross jettent un peu de clarté. En effet, le
médecin anglais a trouvé dans le corps des moustiques
infectés d'hématozoaires des corps noirs, qu'il appelle
spores noires, et dont il n'a pas expliqué le rôle. Ces
spores noires se trouvent dans l'enveloppe rompue du
sac zygotique, sont très résistantes et passent dans l'intérieur des larves de moustiques au moyen des œufs, sans
doute. Ce sont peut-être des formes de reproduction, qui,
demeurant torpides pendant longtemps, reviennent à la
vie quand des circonstances favorables se présentent. La
spore noire pourrait donc se maintenir longtemps vivante
dans le sol, comme ces graines que l'on a retrouvées
dans les sépulcres égyptiens et qu'on a pu faire germer
après plusieurs milliers d'années de sommeil. Ainsi se
comprendrait la latence du paludisme, et son réveil
quand des travaux remuent les couches superficielles de
la terre. Les images (Gebilde) trouvées par Phlehn dans
les globules rouges, au moyen d'une solution d'éosine
hématoxylique alunée, seraient peut-être également des
formes torpides, analogues à des spores. Il les appelle
des granulations basophiles; elles sont très petites, attei-
gnant au plus 1/3 de μ., et il les a retrouvées non seulement au Cameron, chez les égyptiens, mais encore chez
les paysans de la campagne romaine, chez des matelots
de Hambourg.

DEUXIÈME PARTIE

Etude clinique.

Avant d'aborder l'étude vraiment clinique des formes du paludisme, il sera utile de dire quelques mots de l'inoculation, de la transmission de la maladie de la mère au fœtus, et enfin de l'incubation.

Inoculation. — Comme dans toute maladie infectieuse, l'inoculation devait tenter les expérimentateurs. Par la voie sous-cutanée, on n'obtient pas de résultats ou des résultats contestables. Les Italiens cherchèrent à transmettre la malaria par la voie veineuse ; ils y parvinrent et rencontrèrent le parasite de Laveran dans le sang du sujet inoculé. Beaucoup reproduisirent le type de fièvre correspondant à celui que présentait le malade auquel on avait pris le sang destiné à l'inoculation (Gualdi et Antiloséi)· Cependant Di Mattei ne réussit pas dans tous les cas à reproduire le type exact de la fièvre, et Laveran faisant la critique de ces expériences, dit qu'elles n'infirment pas la doctrine de l'unicité de l'hématozoaire. Dans Mannaberg (page 48) on trouve un tableau indiquant le résultat de diverses inoculations; presque toujours le type de fièvre est reproduit : le sang d'un paludéen atteint de quarte donne lieu à une quarte ; le sang d'un paludéen atteint de tierce donne lieu à une tierce. Un sang renfermant des croissants, des petits amibes donne lieu à des fièvres irrégulières, quotidiennes, tierce maligne. Voilà ce que montre ce tableau, dressé d'après les expériences d'un grand nombre de savants.

Paludisme congénital. Transmission de la mère au fœtus. — Certains auteurs, J. Frank, Stokes, Reil, en examinant des enfants nouveaux-nés provenant de mères impaludées ont remarqué chez eux une certaine tuméfaction de la rate et certains symptômes relevant du paludisme maternel. Bien plus, dans quelques cas, il leur a semblé qu'au moment de l'accès chez la mère, les mouvements du fœtus devenaient plus vifs, semblant indiquer que l'enfant participait à l'accès de fièvre auquel la mère était en proie. Pitres, Aubanais ont vu des paludéennes mettre au monde des enfants présentant des accès aux mêmes jours et heures que leurs mères. Tous les cas publiés sont critiquables, parce que d'abord la tuméfaction de la rate peut être due à d'autres causes que la malaria, puisque les accès de fièvre ont été observés plusieurs semaines ou parfois plusieurs mois après la naissance, et que la malaria a pu être contractée pendant ce temps par la voie ordinaire.

Bouzian, en Algérie, a vu dans le sang d'un enfant, douze jours après la naissance, des corps en croissant très nets.

Bignami ne trouva pas d'hématozoaires dans le sang de fœtus provenant de femmes paludéennes qui avaient avorté.

Dans le cas de Thayer, il s'agissait d'une négresse qui, pendant six mois, avait eu des accès de triple-quarte et qui accoucha, à l'occasion de l'un d'eux, d'un enfant de onze mois. Le sang de celui-ci, immédiatement après la naissance et aussi plus tard, ne contenait pas de para-sites. Quant au placenta, il en contenait, mais seulement du côté maternel, pas du côté fœtal.

Les nourrices impaludées peuvent-elles communiquer leur maladie au moyen de leur lait aux nourrissons ? C'est ce que l'on n'a jamais pu établir, malgré les recherches de Bana et Felkin.

Incubation. — Il est difficile de lui assigner une durée précise. Dans la majorité des cas, l'incubation paraît être de six à quatorze jours. Dans quelques-uns d'entre eux, la maladie paraît avoir demandé pour se développer seulement quelques heures, après un certain temps d'exposition aux miasmes délétères (Mannaberg) ; il faudrait dire maintenant à la piqûre de moustiques. D'autres fois, au contraire, c'est après des mois et des années que la malaria se serait déclarée.

M. Laveran cite le fait suivant : « Un régiment arrivant de France débarque à Bône pendant l'été et se rend par étapes de Bône à Constantine en traversant des localités insalubres ; pendant la route, on n'observe aucun cas de fièvre intermittente ; c'est seulement plusieurs jours après l'arrivée à Constantine, où cependant ce régiment est caserné dans de bonnes conditions, à l'abri du paludisme, que quelques hommes sont atteints de fièvre palustre ; les cas se succèdent ensuite à intervalles irréguliers ; certains malades ne présentent les symptômes du paludisme qu'un mois ou plus après l'arrivée.

Roger, d'après Williams, donne une moyenne de six à dix jours, un minimum de 99 heures, un maximum de plusieurs mois.

Nous-même avons été atteint d'accès paludéens nets, en mer, quinze jours après le départ de Fort-de-France (Martinique), dernière escale insalubre que le navire avait visitée.

Il est probable que d'une façon générale, l'incubation dure une dizaine de jours. Il faut tenir compte vraisemblablement dans cette durée de l'incubation des conditions individuelles qui peuvent avancer ou retarder la pullulation des hématozoaires. Dans les incubations expérimentales, l'incubation a une durée assez variable, d'après le tableau de Mannaberg (3-7-9-11-15-17-21-25-30 jours).

LE PALUDISME AU POINT DE VUE CLINIQUE
(Envisagé d'une manière générale)

Le paludisme, maladie parasitaire, est susceptible de revêtir des formes variées, suivant les saisons, suivant les individus, suivant aussi l'espèce d'hématozoaire dont l'organisme est infesté.

Maladie insignifiante quelquefois, se jugulant après quelques accès de fièvre qui ne laissent pas de traces, elle est souvent, par contre, susceptible d'évoluer comme une affection chronique, comparable à la syphilis ou à la lèpre, et d'aboutir à une détérioration générale de l'organisme, amenant lentement la mort (paludisme chronique et cachexie paludéenne). D'autres fois encore, c'est une maladie en tous points analogue à une grande pyrexie, telle que la fièvre typhoïde, dont elle diffère cependant par la durée. Quelquefois, elle évolue brusquement et tue avec une rapidité déconcertante (accès pernicieux). Enfin elle peut se manifester par des phénomènes banals, dont on a trop étendu le cadre, et qui relèvent du paludisme, bien que les traits de celui-ci soient complètement masqués par ces phénomènes (paludisme larvé). Deux caractères très généraux se retrouvent, à un degré plus ou moins marqué, dans toutes les formes du paludisme : l'anémie brune, parfois cireuse, due aux altérations du sang, et la tuméfaction de la rate. A ce dernier signe, il faudrait ajouter la tuméfaction du foie, moins constante.

Pendant longtemps on a cru que l'accès intermittent était la seule caractéristique du paludisme. On a vu depuis d'une part que l'intermittence de la fièvre pouvait se rencontrer dans des maladies absolument différentes du paludisme, d'autre part que la fièvre paludéenne pouvait être continue ou remittente. Des discussions nombreuses et pour la plupart surannées ont eu lieu à propos de chaque type, de chaque groupe de fièvres, et la répercussion de ces discussions sur la thérapeutique a été souvent fâcheuse. La découverte de l'agent causal de la malaria a tendu à simplifier les doctrines, mais à l'heure actuelle, nous le verrons à propos des fièvres continues et des fièvres remittentes, il y a encore beaucoup de points obscurs, qui s'éclaircissent, il faut le reconnaître, de jour en jour. Les doctrines étrangères, qui établissent la différenciation et des espèces d'hématozoaires, et des types fébriles, n'en proclament pas moins, comme Laveran, l'unité du paludisme, qui est bien la même maladie, qu'elle se manifeste par une fièvre nettement intermittente, ou bien par une fièvre continue. Les divers hématozoaires sont-ils des espèces différentes ou des variétés d'une même espèce ? Nous n'avons pas besoin de prendre parti pour l'une ou l'autre de ces opinions, nous conten-

tant d'avoir donné les arguments des partisans de l'une
et de l'autre. Mais, en ce qui concerne la clinique, nous
avons reconnu d'un côté le rapport qu'il y a entre certaines formes de l'hématozoaire et certains types de
fièvres, et d'un autre côté la fixité remarquable de certains types, comme la fièvre quarte et la fièvre tierce,
qui ne paraissent pas devoir se transformer en types ma-
lins, à moins d'une association morbide démontrable.

Quoiqu'il en soit, il est possible de décrire, d'abord :
1° le paludisme aigu ; 2° le paludisme chronique ; 3° la
cachexie paludéenne ; 4° le paludisme larvé ; 5° les associations mixtes ; 6° les complications du paludisme ;
7° les affections que Le Dantec appelle ingénieusement et
justement parapaludéennes.

CHAPITRE PREMIER

PALUDISME AIGU

C'est l'étude des fièvres. Il est utile de dire quelques mots d'historique, tant il est vrai que des opinions anciennes erronées et abandonnées éclairent souvent les opinions actuelles et admises généralement.

Cet historique est merveilleusement fait dans le beau livre de Kelsch et de Kiener. Les diverses doctrines depuis Hippocrate y sont jugées à un point de vue très élevé, et nulle lecture n'est plus favorable pour permettre de se faire une idée de la fluctuation des opinions pendant le cours des siècles.

On pourrait résumer l'histoire du paludisme en disant que l'effort de tous les observateurs a été de distinguer de la maladie tout ce qui n'était pas elle. Une semblable différenciation, alors surtout qu'on n'avait guère comme guide que l'analyse des symptômes, était particulièrement difficile, et c'est seulement grâce aux méthodes modernes d'examen qu'on a pu jeter quelque clarté dans une matière restée jusqu'alors inextricable.

Hippocrate avait étudié et décrit les types intermittents avec une rare lucidité de vue ; mais, en ce qui concerne les fièvres continues, il n'avait certes pas distingué de la malaria la fièvre typhoïde.

Mercatus, vers la fin du XVIe siècle, décrivit les accès pernicieux dans les fièvres intermittentes, particulièrement dans les tierces.

Avec Torti (début du XVIIIe siècle), on commence à différencier plus exactement les fièvres paludéennes des fièvres d'autre nature, et on le fait à l'aide de l'écorce du Pérou (quinquina), qui venait d'être apportée en Europe. Torti divisa les fièvres à quinquina en deux groupes, les intermittentes et la subcontinue. Les intermittentes forment un groupe, défini par le retour périodique d'accès séparés les uns des autres, et elles sont quelquefois accompagnées (comitatæ) de symptômes fort graves, dits pernicieux, dont il donnait une classification.

Quant à la subintrante ou subcontinue, elle est caractérisée par l'absence d'apyrexie nette, mais présente des rémissions et exacerbations à jours fixes. Chez elle, pas de symptôme unique comme dans les comitees, semblant dominer la scène morbide, mais plusieurs symptômes dont aucun n'est prépondérant, ce qui la fait appeler solitaire. Comme le fait observer Kelsch, la description de la fièvre subcontinue maligne est analogue à la fièvre qu'il a décrite avec Kiener sous le nom de remittente paludéenne typhoïde.

Torti se posait le problème de la distinction à faire entre ces subcontinues et les continues, et c'est ainsi qu'il fût conduit à parler de la fièvre proportionnée. Les fièvres proportionnées sont, d'après lui, des hybrides composés d'une fièvre périodique subintrante et d'une continue remittente. Aujourd'hui, nous disons qu'il s'agit d'associations morbides ou d'infections mixtes. Torti voyait que dans ces fièvres il y avait deux éléments, un justiciable de l'écorce de quinquina, un autre que cette écorce n'influençait en rien, et ces deux éléments étaient associés en proportion variable. Et cela même n'est-il pas admissible de nos jours, et ce vieux mot de proportionnée ne doit-il pas être conservé? Nous n'avons pas hésité à le faire, dans plusieurs de nos travaux, à l'exemple de M. Kelsch, et nous le conservons dans ce précis.

Au XVIIIe siècle encore, Morton, contemporain de Torti, innove en parlant non pas seulement d'humeurs mauvaises, peccantes, mais d'un germe externe ; il donne pour cause aux fièvres intermittentes et aux synèques (analogues des subcontinues de Torti) : 1o l'air palustre, chargé de particules hétérogènes et vénéneuses, inspiré et mêlé aux esprits (humeurs) ; 2o la saison d'automne. L'influence marécageuse et l'influence climatérique étaient donc mises en évidence.

Lind, en 1777, établit pour la première fois la distribution géographique des fièvres paludéennes, mais il ne sut pas distinguer les accidents bilieux du paludisme d'avec la fièvre jaune. Lind était un médecin anglais qui écrivit plusieurs ouvrages sur les maladies des gens de mer et des Européens aux pays chauds.

Baumes, dans son *Traité des fièvres intermittentes* (1821), dit que les miasmes sont de deux ordres, les uns éminemment contagieux, provenant de la cohabitation des hommes et de la malpropreté, donnent lieu à des fièvres putrides, malignes et nerveuses (typhoïdes et ataxiques) d'un caractère essentiellement continu ; les autres, émanant des lieux marécageux, donnent naissance à des fièvres intermittentes et rémittentes, curables par le quinquina, et laissant souvent à leur suite une cachexie spéciale.

Au commencement du xixe siècle, Broussais révolutionne les doctrines en abandonnant les recherches de la spécificité étiologique pour ne voir partout qu' « irritation ». Plus de fièvres bilieuses putrides, ni nerveuses, mais des gastro-duodénites, gastro-entérites et gastro-céphalites. Un grand trouble en résulta, car si, au xviiie siècle, on commençait à entrevoir la différenciation des grandes pyrexies, fièvre typhoïde, typhus et paludisme, les nouvelles théories remettaient tout en question et éloignaient de la vérité. Heureusement, et par compensation, l'on s'orienta, du fait de ces doctrines, vers une science précise, l'anatomie pathologique, qui devait conduire à de si beaux résultats.

Un des élèves de Broussais, Bailly, se rendit en Italie (1820) et crut trouver dans l'estomac et l'intestin des paludéens la gastro-entérite, se compliquant de gastro-céphalite et de gastro-splénite, et pour expliquer la fièvre intermittente qu'occasionnaient ces phlogoses, il parla de l'excitation alternative des systèmes cérébral et abdominal, excitation se produisant facilement chez les habitants des pays marécageux. En France, de semblables gastro-entérites donneraient naissance à une fièvre inflammatoire continue. Le quinquina est donc inutile et dangereux. Il faut s'attacher à diminuer l'inflammation et pour cela la saignée est le meilleur des moyens.

Nepple, exerçant dans les Dombes (1835), quoique appartenant à l'école broussaisienne, reconnaît que l'inflammation n'est tous pas dans toutes les fièvres paludéennes, et il donne du sulfate de quinine aux malades qui ont de l'embarras gastrique simple ou bilieux à la place de la gastrite et de l'hépatite franches que Bailly décelait dans tous les cas. Cependant, il n'élimine pas la théorie de l'inflammation, et saigne largement.

Il était réservé à Maillot de ruiner à peu près complètement les théories de son illustre maître Broussais, en matière de paludisme. Les médecins militaires, au début de la conquête de l'Algérie, saignaient beaucoup leurs malades, mais ils donnaient aussi du sulfate de quinine à petites doses, quand la fièvre était nettement intermittente. Pour les fièvres continues, il semblait à ces médecins que c'étaient des gastrites, gastro-entérites, des gastro-céphalites, dans lesquelles le quinquina n'avait rien à faire. Maillot distingua la subcontinue maligne, avec ses deux variétés (rémittente et pseudo-continue), et il donna dans cette fièvre de la quinine, absolument comme dans les fièvres intermittentes. Il est certain que Maillot a dû confondre souvent la fièvre typhoïde avec ces continues et remittentes, car il ne parle pas du tout de la grande pyrexie, déjà si bien décrite en France par Bretonneau (1820) et surtout Louis (1829). On sait que c'est quelques années plus tard, en 1840 seulement, que L. Laveran devait reconnaître l'existence en Algérie de la dothiencntérie.

Mais les observations pourtant fort nettes de L. Laveran restèrent lettre morte pour beaucoup de médecins de l'armée, qui s'obstinèrent pendant longtemps à ne décrire que des fièvres marécageuses. Le docteur Armand (1854) parlait de fièvre à masque typhoïde, et raillait les jeunes confrères qui, arrivés en Algérie depuis peu, appliquaient le diagnostic de fièvre typhoïde à des manifestations remittentes d'origine absolument marémmatique.

Le célèbre Boudin (1857) ne proclamait-il pas l'antagonisme de la malaria et de la fièvre typhoïde?

A propos du diagnostic, nous aurons à revenir sur d'autres théories, qui eurent cours pendant longtemps en Algérie, notamment sur les fièvres climatiques, auxquelles nous donnerons une explication conforme à nos idées modernes sur la spécificité morbide.

Ce qui précède nous indique que les classifications des fièvres furent variées et souvent peu claires. Si les types intermittents étaient assez bien définis, il n'en était pas de même des types continus et remittents. Pour les accès pernicieux, on s'est contenté pendant longtemps d'en donner une énumération plus ou moins longue (Alibert), et la pathogénie n'en a jamais été clairement indiquée.

Nous croyons qu'il est absolument rationnel de décrire les types de fièvre, suivant l'espèce ou la variété d'hématozoaire qui les conditionne. Nous ne pensons pas qu'il soit utile de distinguer entre les formes remittentes et les formes continues, parce qu'entre les deux courbes thermiques caractéristiques de chacune de ces formes, il y a place pour des courbes intermédiaires de passage, qui enlèvent la possibilité de toute différenciation. Il reste donc les types intermittents d'un côté, les types remittents ou continus de l'autre. Quant aux fièvres bilieuses, nous ne croyons pas qu'il soit nécessaire d'en faire une division spéciale qui tend à jeter la confusion dans l'esprit des élèves. En les décrivant à part, on s'imagine qu'il s'agit d'une entité morbide spéciale, alors qu'il ne s'agit que de symptômes bilieux ou hépatiques au cours d'une fièvre paludéenne.

Fièvres Intermittentes. — Voici, d'après les descriptions classiques, comment l'on divise les fièvres inter-

mittentes. — 1º Types. Les trois principaux types de
fièvre intermittente régulière sont :

La quotidienne, un accès tous les jours ;

La fièvre tierce, un accès tous les deux jours ;

La fièvre quarte, un accès tous les trois jours.

Bien d'autres peuvent être décrits, mais sont pour la
plupart des combinaisons plus ou moins compliquées
des types précédents. Ainsi, la double tierce se signale
par un accès tous les jours, l'accès du second jour ressemblant à celui du quatrième, l'accès du premier ressemblant à celui du troisième, et ainsi de suite. La double
quarte est caractérisée par un accès deux jours de suite,
un jour d'apyréxie, deux jours de fièvre et ainsi de suite,
l'accès du premier jour ressemblant à celui du quatrième,
celui du second jour à celui du cinquième, etc. Dans la
triple-quarte, il y a un accès tous les jours.

La fièvre quotidienne a-t-elle alors une individualité
propre ? Elle n'est peut-être qu'une double-tierce ou une
triple-quarte, parce que les caractères tirés de la ressem-
blance d'un accès avec l'autre sont souvent schéma-
tiques. Ce qui le prouve, c'est qu'un accès peut empiéter
sur l'autre, le devançant ; alors la fièvre est dite antici-
pante, ou bien l'accès peut être retardé ; alors la fièvre
est dite retardante, tout cela venant encore compliquer
la succession des accès et rendre confuse toute division
basée sur la régularité des types. Au point de vue symptomatique, la fièvre quotidienne n'est donc pas nettement
déterminée ; mais au point de vue étiologique, l'on peut
dire qu'elle est mieux établie. Dans certains types de
fièvre quotidienne, on trouve les gros amibes des types
espacés (tierce et quarte), tandis que dans certains
autres, on ne trouve que les petits amibes propres aux

fièvres tropicales et estivo-automnales, etc. Certains auteurs ont voulu décrire un parasite spécial pour la fièvre quotidienne, et certains autres en ont même décrit deux, un pigmenté, un non pigmenté, les deux donnant des croissants, qui n'existent pas dans les types espacés. Il est à peu près établi que le parasite des fièvres quotidiennes est le même que celui des fièvres dites malignes connues sous plusieurs dénominations, tropicale, estivo-automnale, tierce-maligne, etc.

D'autres types intermittents existent peut-être, mais paraissent bien arbitrairement établis. Ce sont : la fièvre *quintane,* trois jours d'apyrexie après un premier accès, qui ne revient que le cinquième jour ; la fièvre *sextane,* quatre jours d'apyrexie; la fièvre *septane,* cinq jours d'apyrexie ; la fièvre *mensuelle,* un mois d'apyrexie.

Les types doublés sont peu fréquents et mal déterminés. Ils sont caractérisés par deux accès survenant le même jour, quotidienne doublée, tierce doublée, quarte doublée. Nous ne croyons pas que des recherches parasitologiques aient porté sur ces types.

Beaucoup de causes viennent influencer l'ordre chronologique des accès : l'organisme humain plus ou moins altéré, le parasite plus ou moins vivace, etc. Un choc, un traumatisme peut réveiller un hématozoaire depuis plus ou moins longtemps endormi ; ce choc, ce traumatisme ne pourraient-ils pas, par contre, entraver l'éclosion d'un accès imminent ? Quant au traitement, son action est également indubitable.

Nous étudierons les caractères de l'accès, à propos de chaque type, mais d'ores et déjà nous pouvons rappeler la pathogénie de l'accès envisagé d'une manière générale.

La parasitologie nous l'indique assez clairement. C'est au moment où le corps parasitaire arrivé à maturité se rompt et répand dans l'organisme ses spores que l'accès éclate. La biologie de l'hématozoaire n'est pas assez connue pour aller plus loin que la constatation d'une pareille coïncidence, ce qui est cependant un fait bien acquis. Au moment de la rupture de la rosace, s'échappe-t-il un poison pyrétogène ? Ou bien les hématozoaires viennent-ils irriter en grand nombre les centres thermiques cérébro-spinaux ? Deux hypothèses qui ne sont que des hypothèses. Quoi qu'il en soit, pendant l'apyréxie, les hématozoaires paraissent s'être réfugiés dans la rate et sont rares dans le sang périphérique, ce qui n'est pas absolument démontré, puisque ces hématozoaires peuvent être décelés dans la circulation générale, même pendant l'apyréxie, et qu'il nous a été possible, à propos du parasite de la quarte, d'indiquer les modifications que subit l'hématozoaire pendant les deux jours qui suivent l'accès de fièvre et précèdent l'accès du troisième jour. La pathogénie est en somme calquée sur celle de la fièvre récurrente, du typhus récurrent, les spirilles d'Obermaier se tenant dans la rate pendant l'apyréxie et se répandant dans le sang périphérique pendant toute la durée de la fièvre.

Caractères généraux de l'accès intermittent. — Comme caractères généraux de l'accès intermittent, nous pouvons dire qu'il survient à peu près à la même heure et qu'il comprend presque toujours trois phases, le frisson, la chaleur, les sueurs. La première et la dernière phase peuvent manquer, surtout en cas d'impaludation ancienne. Ainsi, dans le cas d'absence de frisson, les malades ne s'aperçoivent pas de l'accès ; certains disent

qu'ils ont la fièvre chaude, par opposition à la fièvre
froide ou en froid, cette dernière caractérisée par un frisson intense, forçant l'attention des sujets.

Il semble qu'il y ait un rapport entre les diverses
phases ou périodes de l'accès ; par exemple plus le frisson
serait long, plus élevée serait la fièvre et plus profuses
seraient les sueurs (Manson).

Période prémonitoire.—On a décrit de la courbature,
un malaise général, de la céphalalgie surtout des douleurs sphériques ou hépatiques, des névralgies intercostales, etc., comme signes précédant l'accès, quelquefois le
précédant de très loin, d'un ou deux jours par exemple.
Ce sont des signes dépendant des individus, mais n'ayant
pas de portée générale. L'accès survient souvent brusquement, surprenant par exemple les moissonneurs en
plein travail des champs.

Frisson. — C'est le symptôme le plus expressif de la
fièvre intermittente. Le malade en proie au frisson est
agité de tremblement dans tout le corps ; il claque des
dents et éprouve le besoin d'accumuler sur lui des cou
vertures épaisses. Toute sa peau est hérissée de petites
élevures, c'est la chaire de poule. La surface du corps et
surtout les extrémités ont une température inférieure à
la normale, mais la température rectale est déjà élevée.
Les nerveux, pendant cette période, présentent des symptômes variés ; les hystériques ont parfois des crises. La
céphalalgie et la rachialgie peuvent exister, à un degré
plus ou moins intense. Le pouls est rapide et comme
contracté, analogue au pouls du rétrécissement aortique.
Des nausées et des vomissements accompagnent souvent
la période de frisson. Ces vomissements sont parfois simplement alimentaires, mais souvent bilieux. La rate et le

foie sont souvent douloureux, mais il est difficile de constater la tuméfaction de ces viscères, surtout dans le cas d'impaludation récente.

Chaleur. — Les frissons s'atténuent progressivement, mais il ne faut pas croire qu'il y ait une limite bien tranchée entre cette période et celle qui précède. On dit que le frisson dure de une heure à trois heures ; mais il est impossible d'être plus précis. Ce qui est vrai, c'est qu'à un moment donné, le malade cesse de percevoir d'une façon continue le froid intense, dont il souffrait tant au début de l'accès. Il sera alors alternativement secoué de frissons et alternativement incommodé par des bouffées de chaleur, de la congestion de la face, alors qu'il se sent progressivement réchauffé. Le pouls devient plus ample, restant toujours rapide. C'est alors que la température atteint son acmé, 40-41° et quelquefois plus, sans que la vie du malade paraisse immédiatement en danger.

Sueurs. — La phase de chaleur a une durée très variable, une heure, deux heures, six heures, toute une journée. A cette phase succèdent des sueurs abondantes, extrêmement profuses. Une sensation de détente, d'apaisement général accompagne généralement ces sueurs, et le bien-être s'accentue encore quand cesse la transpiration. La température devient alors hyponormale et y demeure parfois jusqu'à l'accès suivant. La phase de sueurs a une durée également très variable.

Durée de l'accès. — D'après Manson, la moyenne tout à fait générale serait entre six et dix heures, le stade de chaleur durant de trois à quatre et le stade de sueur de deux à quatre heures. Tout cela est bien arbitraire et soumis à toutes les modifications possibles, même sans qu'une médication quelconque soit intervenue.

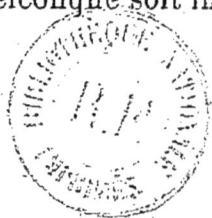

6

Température dans l'accès. — Certains observateurs ont étudié avec le plus grand soin la température dans l'accès intermittent, et Laveran a recommandé de prendre dans ce cas la température toutes les heures, pour se rendre compte du début et de la fin de l'accès. On a pu se convaincre alors que le début de la phase de chaleur ne coïncidait pas avec le commencement de l'élévation thermique.

La température a déjà dépassé la normale quand le frisson commence. La température s'élève généralement tout d'un coup, surtout dans les pays tempérés, et c'est par la rupture brusque de l'équilibre du milieu organique et du milieu ambiant, que l'on explique le frisson. Ce dernier est en effet, moins marqué dans les pays chauds. D'autres fois, la température s'élève graduellement, tout à fait graduellement, pour atteindre son acmé (40-41°,42° et même 44° et 46° d'après quelques observations.)

Ces hautes températures peuvent évidemment s'observer, mais il est fort probable que le temps pendant lequel elles se sont montrées, a du être fort court ; autrement la vie aurait été supprimée, du fait même de l'élévation de température.

Symptômes généraux de l'accès. — Il peut y en avoir un grand nombre mais leur variété exclut toute énumération complète.

Le foie et la rate sont tuméfiés, mais d'une manière inconstante. Dans les types bénins, cette tuméfaction est peu apparente. Il en est de même de la douleur qui accompagne l'augmentation de volume de ces organes. Quelquefois le malade éprouve de violentes douleurs non seulement au niveau du foie et de la rate, mais aussi au creux de l'estomac (épigastralgie), susceptibles de s'irradier de tous les côtés, et de simuler des coliques hépatiques, des névralgies intercostales, phréniques, etc. Les symptômes bilieux existent souvent pendent toutes les phases de l'accès, et acquièrent une telle intensité parfois qu'on a appelé alors la fièvre « bilieuse » ce qui prête à confusion. Ces symptômes bilieux consistent en vomissements jaunes ou verts, ictère ou subictère, diarrhée ocre ou verdâtre. Des hémorrhagies peuvent apparaître de divers côtés : ce sont les épistaxis qui sont le plus fréquentes. On a coutume de les expliquer par l'état du sang, altéré par la destruction globulaire. Avec les idées actuelles sur la pathogénie des hémorragies dans les maladies infectieuses, il faut se demander si ces épistaxis ou autres hémorragies ne proviennent pas de l'adultération de la cellule hépatique par le virus paludéen.

Urines. — Assez abondantes et limpides pendant la période du frisson ce qui s'expliquerait par l'augmentation de la pression sanguine pendant cette période (Riégel d'après Laveran) elles deviennent rares et très chargées pendant la période de chaleur et de sueur. L'accès terminé, on constate une polyurie plus ou moins marquée. L'urée et les chlorures sont augmentés, surtout pendant la période de frisson. Les phosphates, au contraire diminuent pendant les stades de frisson et de chaleur et augmentent pendant la défervescence (Manson).

Il y a quelquefois de l'albumine, mais elle n'est pas constante. Il en est de même du glycose, que certains auraient rencontré.

Des recherches assez intéressantes ont été faites sur la toxicité urinaire pendant l'accès intermittent. Roque et Lemoine (1) ont montré que la toxicité urinaire augmen

(1) Roque et Lemoine. Recherches sur la toxicité urinaire dans l'impaludisme. (*Rec. de med.*, 1890, p, 926.)

tait singulièrement après les accès, ce qui semblerait
faire croire que l'on assiste à un véritable phénomène
critique, à une décharge urinaire. Le coefficient urotoxique
qui, avant l'accès, est de 0.13 à 0.2 monte après l'accès à
0,542-1,244 et plus. Les recherches de Mossé ont confirmé les précédentes. Dans les accès pernicieux l'urine
n'est pas toxique. D'après Rummo et Bordoni (Roger,
p. 190, *loc. cit.*) dans la fièvre intermittente le sang est
moins toxique cependant qu'à l'état normal, mais il détermine chez les animaux des troubles particuliers,
notamment des paralysies à marche progressive.

L'augmentation de l'urée a ceci de particulier qu'elle
commence avec le frisson, avant même l'élévation thermique. Le docteur Sidney Ringer (d'après Manson), a observé que lorsqu'on réussit à empêcher le retour de la
fièvre par la médication, il y a, pendant un certain temps
une augmentation périodique de l'urée, précisément les
jours où l'accès aurait du éclater.

La description de l'accès qui précède, est toute schématique. Nous avons eu soin d'indiquer que de nombreuses variations étaient possibles ; le fait d'un accès
pouvant avancer sur l'autre, de manière à produire des
accès subintrants, le fait d'accès pouvant être retardés,
indique que la physionomie des accès peut être complètement bouleversée. Le fait aussi que les diverses périodes peuvent être allongées ou raccourcies, est un nouvel
élément de complication.

Il est donc illusoire de vouloir donner une classification basée sur l'intermittence et surtout sur la régularité
de l'intermittence. Nous préférons reprendre la discus-
sion étiologique et décrire successivement les fièvres qui
sont en rapport avec le parasite de la fièvre quarte, celui

de la fièvre tierce et celui de la fièvre estivo-automnale, quotidienne, tierce maligne, irrégulière, etc.

Fièvre quarte (Parasite : Plasmodium malariae).

Fréquence. — C'est évidemment celle qu'on observe le plus rarement. Voici la statistique empruntée à Manna-berg :

Maillot, à Bône (Algérie), sur 2.338 cas de malaria, 26 quartes.

Finot, à Blidah, sur 4.211 cas de malaria, 21 quartes.

Durand de Lunel, à Tunis, sur 625 cas de malaria, 6 quartes.

Osler de Baltimore, sur 616 cas de malaria, 5 quartes.

Laveran, en Algérie, sur 311 cas de malaria, 7 quartes.

Griesinger, à Tübingen, sur 414 cas de malaria, 3 quartes.

Mannaberg, sur 144 cas de malaria, 4 quartes.

Crombie, durant un séjour de vingt ans aux Indes, n'observa guère qu'un cas de quarte, mais Ross en avait rencontré à Madras.

Il y a des localités qui semblent plus propres à deve-lopper la quarte que d'autres. On connaît l'observation de Trousseau, qui avait remarqué la prédominance de la quarte à Saumur, alors qu'à Tours c'était la tierce qui était la plus répandue. Dans les provinces sud de la Co-rée, la quarte serait beaucoup plus fréquente que la tierce (Mannaberg). Il en serait de même en Kabylie (Sorel, Treille et Legrain).

La saison ne paraît pas non plus indifférente. Le pro-fesseur Celli fait remarquer que la fièvre quarte est par-tout une fièvre d'automne, ce qui s'observe dans toute l'Italie, même dans la province de Syracuse, et si parfois,

6.

comme à Rome, en 1901, elle commence plus tôt, elle se prolonge beaucoup plus que les autres fièvres en automne. La période d'incubation, sans doute plus longue dans ce type de fièvre, ne suffit peut-être pas pour expliquer à elle seule la cause d'une marche épidémique si particulière.

On a dit que c'était une fièvre d'acclimatés ou bien de cachectiques palustres : si cela était, elle s'observerait partout, alors qu'il y a des contrées, particulièrement les contrées tropicales, où elle est à peu près inconnue.

Gravité. — Elle est de toutes les fièvres intermittentes la moins grave. Elle ne donne lieu ni à des accès pernicieux, ni à de la cachexie paludéenne. Treille et Legrain ont insisté sur le peu de gravité de la quarte. Ils en ont fait une fièvre intermittente parfaite, bien distincte des fièvres continues, rémittentes, etc., qui, d'après eux, ne devraient pas être décrites sous la même étiquette « paludisme », dénomination dont on abuse, disent-ils. Leurs critiques sont justifiées par les errements de beaucoup de médecins qui confondent les manifestations fébriles les plus diverses avec les manifestations paludéennes, qui ne découvrent pas la fièvre typhoïde, quand celle-ci est un peu atypique, qui, en un mot, sont hypnotisés par la fréquence du paludisme dans les pays où ils exercent.

Quoi qu'il en soit, de l'opinion de MM. Treille et Legrain on doit convenir qu'ils ont donné de bonnes descriptions cliniques de la quarte. M. Legrain, exerçant à Bougie, en Kabylie, en observe assez souvent, et il a pu les étudier, en les laissant évoluer, ce qui ne paraît pas avoir d'inconvénient. Il a conservé des malades pendant

des mois à l'hôpital et a vu que ces malades avaient en-
graissé, en dépit des accès de quarte dont ils étaient atteints régulièrement.

Ce résultat n'est nullement paradoxal. Il s'agissait de
pauvres ouvriers, d'Arabes faméliques, qui transportés à
l'hôpital, se trouvaient dans une situation, jusqu'alors
inconnue, de confort et de repos. D'un autre côté, l'accès
n'arrivant que tous les trois jours, le sang a le temps
dans l'intervalle, de reformer ses globules rouges. Cette
rénovation des hématies se faisait très rapidement : il en
résultait que l'anémie ne se montrait pas chez ces individus soignés à l'hôpital.

La parasitologie nous a donné des renseignements intéressants sur la gravité de la quarte. La fièvre quarte
est une fièvre bénigne, en raison même de la virulence
supposée de son parasite. L'hématozoaire, agent causal
de la quarte, ne donne pas de croissants, qui sont caractéristiques des fièvres graves, et quand même le sang
contient plusieurs générations de parasites, de manière à
donner en clinique, des doubles et des triples quartes, ce
type de fièvre est et demeure bénin, tant qu'il reste pur.
Dans ces cas là, l'anémie globulaire peut se montrer,
plus dans la triple quarte que dans la double, plus dans la
double que dans la simple, si le traitement n'intervient
pas, car la quarte guérit mal spontanément; mais les accidents pernicieux ne se produisent pas si les organes
sont sains ; or la fièvre quarte n'adultère pas les organes, comme le fait la fièvre estivo-automnale des italiens, et s'il se produit des accidents pernicieux chez un
malade atteint de fièvre quarte, c'est que ce malade avait
des tares organiques antérieures, du côté du rein, du
côte du foie, du côté du cœur, etc.

« Continuitas bénigna », disait Torti en parlant de la triple quarte.

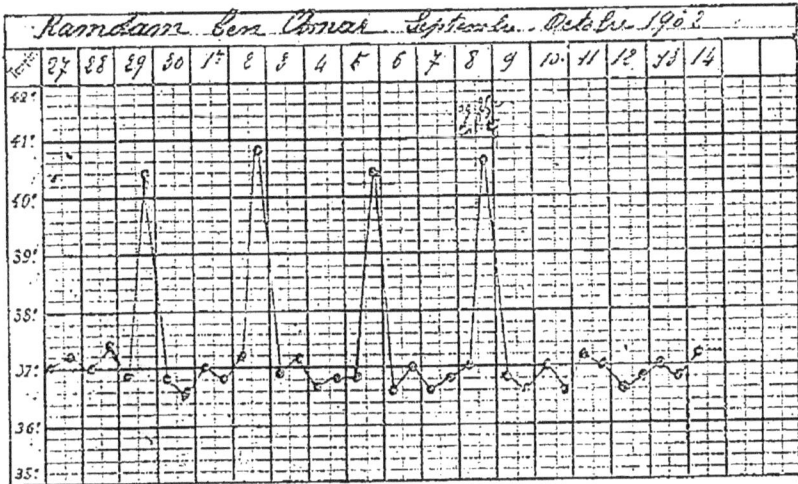

Fig. 13.— Fièvre quarte: jugulation avec 2 gr. 50 de quinine.

Accès. — Étudions l'accès un peu en détail pour la quarte, ce qui nous permettra d'être plus bref pour les autres types fébriles.

Il y a trois périodes dans l'accès, périodes de frisson, de chaleur et de sueurs.

La première et la troisième peuvent manquer, mais cette absence est très rare dans la quarte ; les malades sentent très bien venir leur accès, quand ils éprouvent le frisson et le sentent disparaître avec les sueurs.

On a dit que l'accès survenait généralement de minuit à midi, ce qui peut servir à faire le diagnostic avec des manifestations fébriles non paludéennes (Grall et d'autres), mais cela n'est pas absolument constant, bien qu'il faille en tenir grand compte dans l'interrogatoire et dans l'examen du malade.

Le frisson est intense. En même temps, il y a de la céphalalgie, des nausées, des vomissements, du larmoiement, phénomènes qui peuvent tous accompagner un accès fébrile relevant de toute autre maladie. Le cœur bat vite, et le pouls, dans cette période, paraît comme contracté. La région slénique est douloureuse ; mais il est difficile, surtout dans les cas d'impaludation récente, de constater la tuméfaction de ce viscère.

L'accès de la quarte est souvent très violent, la température étant susceptible de s'élever très haut. La courbe thermique monte rapidement et descend de même, à moins qu'avant la fin de l'accès, un autre vienne se greffer sur celui qui finit, de manière à former ainsi une double quarte. La durée de l'accès quarte est de 6 à 12 heures.

Les symptômes de la quarte sont à peu près ceux des autres fièvres. Du côté du système nerveux, on note de la céphalalgie, de la torpeur, des mouvements convulsifs dans la sphère du facial, un délire léger, etc. Les vomissements et la diarrhée, même de la dyspnée, cette dyspnée qu'on a appelé sine materia, se constate pendant le stade de froid, comme nous l'avons déjà dit (Mannaberg). Les symptômes bronchitiques, à peu près constants comme nous l'avons démontré avec Mailfert, s'observent surtout pendant le stade de chaleur. Il semblerait que la quarte soit, surtout pour les auteurs anciens, la fièvre qui ait le moins de tendance à se juguler spontanément ; pour beaucoup elle serait incurable. Cela constitue une grosse erreur, et provient de ce que la fièvre quarte est la plus mal soignée, en raison des intervalles d'apyrexie prolongés que les accès laissent entre eux. Le malade se croit absolument guéri quand il a évité deux ou trois accès, et il renonce à la médication, qui n'a pas été donnée avec assez d'énergie le plus souvent.

La quarte peut-elle se transformer en tierce, ou bien n'est-elle qu'un type dégradé de celle-ci? Nous ne le croyons pas. Un certain nombre de malades que nous avons interrogés à ce sujet et dont le témoignage était digne de foi, nous ont dit avoir toujours eu des accès quartes. Le plus curieux c'est qu'à de nombreuses années de distance, certains nous ont dit que l'atteinte initiale ayant été une quarte, toutes les rechutes, même très éloignées se sont faites en quarte.

Un de ces malades, entré dans notre service en septembre 1902, pour une fièvre quarte typique, nous disait qu'il avait été impaludé pour la première fois à Montpellier, il y avait vingt ans, que deux jours d'apyrexie séparaient les accès ; pendant deux ans, il eut des rechutes de fièvre, toujours affectant le type quarte. Les manifestations fébriles que nous avions à observer provenaient d'une impaludation contractée en Algérie. Cet individu avait-il un organisme susceptible de donner asile seulement aux parasites de la fièvre quarte, ou bien s'agissait-il d'une rechute à 20 ans de distance ou bien encore n'était-ce là qu'une pure coïncidence? Autant de points qui sont loin d'être élucidés.

FIÈVRE TIERCE (Plasmodium vivax).

Il s'agit de la tierce bénigne, que les Italiens appellent encore printanière, par opposition à la tierce maligne ou estivo-automnale. Les Italiens eux-mêmes reconnaissent cependant que l'appellation de printanière ne lui convient pas toujours. Voici ce qu'en dit Celli : « La fièvre

tierce légère a un cours différent dans diverses parties de
la péninsule. Dans la haute Italie, c'est-à-dire dans quelques zones du territoire lombardo-vénitien, elle recom-
mence au printemps, et précède le développement des
fièvres estivo-automnales. A Rome, par exemple, elle
précède, mais de peu, l'épidémie estivo-automnale, tandis que dans l'Italie méridionale, ou bien elle précède de
peu les fièvres estivo-automnales, ou bien elle va de pair

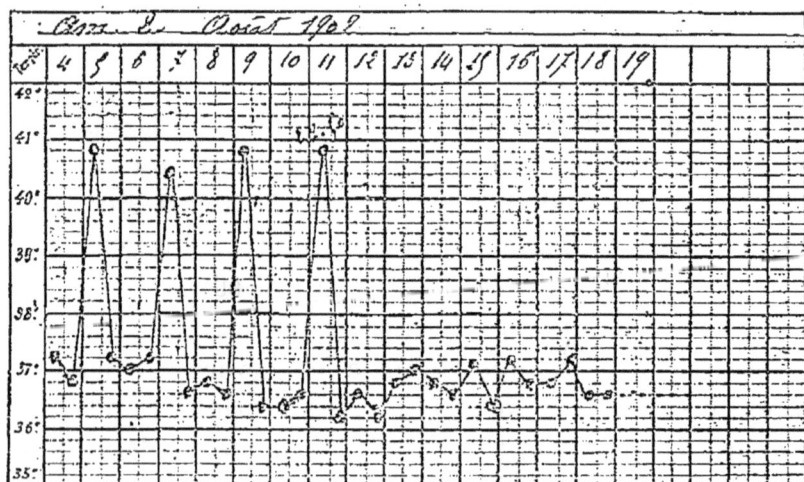

Fig. 14. — Fièvre tierce. — Injection de 2 gr. 50 de quinine
avant l'accès. — Apyrexie définitive.

avec elles; mais, dans ce cas également, elle est toujours
plus fréquente, c'est-à-dire qu'elle prédomine au commencement de la saison des fièvres. » Ce sont les fièvres
les plus fréquentes des zones tempérées. Dans 61 cas
observés à Vénise, dit Mannaberg, j'ai vu 61 tierces, tandis que dans 72 cas observés en Dalmatie et en Croatie,
j'ai vu 27 tierces, soit 88 en tout. Sur ces 88 tierces, il y
avait 43 doubles tierces. En effet, la tierce est susceptible

de se doubler, et elle se double très fréquemment, donnant lieu à des quotidiennes qui ne sont que de fausses quotidiennes.

La symptomatologie de l'accès tierce ressemble beaucoup à celle de l'accès quarte. La température monte très rapidement et descend de même ; cependant on observe souvent, après un commencement de chute thermique; un léger relèvement de la courbe, avant la chute définitive. Sa durée est en moyenne de six, huit, douze heures, pouvant se prolonger jusqu'à vingt-quatre et même trente-six heures.

Legrain fait remarquer que la fièvre tierce est celle qui se jugule le mieux spontanement. Au bout de quelques accès, sans médication, la fièvre tombe définitivement. Nous avons vérifié également ce fait. Il est donc facile de se débarrasser d'une tierce, et le traitement quinique agit sur elle rapidement.

La tierce ne peut pas dégénérer en quarte, comme nous l'avons déjà dit, à moins qu'il y ait une nouvelle infection. Les parasites de la tierce peuvent-ils coexister avec ceux de la quarte et donner naissance à une fièvre compliquée ? D'après Thayer, de Baltimore, ces infections mixtes seraient excessivement rares ; d'après d'autres, au contraire, elles seraient relativement fréquentes et donneraient lieu à des fièvres continues et subintrantes qu'il ne faudrait pas faire rentrer dans la catégorie des fièvres irrégulières par essence, dues aux Laverania, dont l'évolution cyclique n'est pas fixe.

FIÈVRES MALIGNES. (Parasite : Laverania præcox, fièvre quotidienne, fièvre tierce, maligne, tropicale, estivo-automnale, et tout le groupe des rémittentes et des continues, irrégulières, etc.)

Nous avons dit qu'il semblait rationnel de ne pas décrire plusieurs parasites dans ce groupe de fièvres. Si certains auteurs ont voulu voir trois espèces de parasites, une pigmentée dans la quotidienne, une non pigmentée dans la quotidienne encore, une troisième dans la tierce maligne, la différenciation ne nous paraît pas justifiée en raison des ressemblances profondes entre ces trois parasites. Ce n'est qu'une question de plus ou moins de pigment (Marchoux).

L'intermittence, au point de vue clinique, a beaucoup moins d'importance que dans les types précédents, parce qu'elle est toujours moins régulière.

La quotidienne doit être distinguée des fausses quotidiennes, qui sont des doubles tierces ou des triples quartes, et si le diagnostic s'établit surtout par l'examen du sang et la détermination du parasite spécial, il peut aussi se faire à l'aide des symptômes généraux. Dans la quotidienne maligne, le pronostic est toujours plus mauvais que dans la double tierce ou la triple quarte. Les accès pernicieux qui ne se montrent point dans les types espacés, même doublés ou triplés, sont, au contraire, toujours à craindre dans ces fièvres malignes. Les symptômes bilieux sont également beaucoup plus fréquents dans ceux-ci que dans ceux-là, et ils acquièrent une intensité qui est telle que l'on a pu décrire des « fièvres bilieuses. » La convalescence est longue quand le parasite Laverania a été la cause de l'infection, alors qu'elle s'établit d'emblée, même après une longue succession d'accès quartes ou tierces.

Il en est de même pour la tierce maligne, qu'il est

7

facile de distinguer de la tierce bénigne ou printanière des Italiens. L'adynamie est très marquée dans la première, nulle dans la seconde, et la tendance à la subintrance est aussi une des caractéristiques de la tierce maligne. Si la fausse descente thermique avec ascension nouvelle et chute définitive s'observe dans la tierce printanière, elle est extrêmement plus commune dans la tierce estivo-automnale. C'est dans celle-ci seulement que l'on peut trouver des accès pernicieux, des phénomènes bilieux et hémorragiques intenses.

Les fièvres malignes de tout genre mènent rapidement au paludisme chronique et à la cachexie palustre.

C'est dans la catégorie des fièvres malignes que rentrent les fièvres dites remittentes, subcontinues, continues, etc., toutes fièvres que l'on observe dans les pays chauds à l'état endémique' et dans les pays tempérés à titre exceptionnel pendant la saison chaude.

Toutes ces fièvres ont ceci de particulier, c'est qu'elles sont souvent précédées ou suivies d'accès nettement intermittents. Sans doute, on ne voit pas les fièvres remittentes dégénérer en vrais accès tierces ou quartes, et se maintenir sous cette forme d'intermittence pendant longtemps; mais il est fréquent de voir une remittente ou continue s'atténuer et donner lieu tantôt à des accès quotidiens, tantôt à des accès tierces, les uns alternant irrégulièrement avec les autres. Si le contraire était vrai, c'est-à-dire si des fièvres remittentes se transformaient en quartes et en tierces vraies, avec les formes parasitologiques propres à ces fièvres bénignes, les partisans de l'unicité des hématozoaires auraient gain de cause.

Ce sont des points encore mal élucidés.

DES FIÈVRES CONTINUES ET RÉMITTENTES

Il est inutile de faire une distinction entre les continues et les rémittentes. Laveran fait judicieusement remarquer que la fièvre typhoïde, appelée encore fièvre continue, présente des rémittences. Ces rémittences sont surtout nettes, quand il s'agit de fièvres typhoïdes des pays chauds et tropicaux. Dès lors, il est inutile de compliquer des études déjà si difficiles, en introduisant des divisions trop nombreuses, correspondant à des formes cliniques, susceptibles d'offrir entre elles des formes de passage. Ces fièvres durant plusieurs jours et parfois plusieurs semaines, sont souvent confondues avec la fièvre typhoïde, et quand les symptômes bilieux prédominent, on croit aussi souvent avoir affaire à la fièvre jaune. Nous reviendrons sur ces détails à propos du diagnostic.

Description. — La fièvre rémittente atteint généralement de préférence les Européens nouvellement arrivés sous les tropiques. Les anciens habitants du pays, atteints de fièvres malignes, présentent des types plutôt intermittents, irréguliers, des types quotidiens ou tierces, s'imbriquant les uns dans les autres.

La fièvre intermittente s'annonce par des prodromes qui rappellent ceux de la fièvre typhoïde, mais ne durent pas plus de deux ou trois jours. La période traînante de la dothiénentérie n'existe pas; mais ce caractère perd de sa valeur dans la zone intertropicale, parce que dans ces régions, la fièvre typhoïde débute souvent brusquement. Ces prodromes consistent en de la lassitude, de la céphalalgie, de l'anorexie. du vertige nocturne. Puis la fièvre s'allume, sans frisson souvent, ou bien avec les véritables caractères d'un accès intermittent (frisson, chaleur, sueurs) plus rarement. La température s'élève de suite à 40° et reste entre 39° et 40° pendant douze heures, dix-huit heures, même vingt-quatre heures pour redescendre à 38°5, 38° ou 37°5. Elle remonte au bout de dix ou douze heures, affectant pendant cinq ou six jours une marche continue ou subcontinue. Puis elle se termine par des accès intermittents irréguliers, qui peuvent durer plusieurs mois, pendant toute la saison chaude (hivernage).

Les symptômes généraux ressemblent à ceux des grandes pyréxies typhoïdiques et Kelsch et Kiéner en ont décrit deux formes; une forme typhoïde, une forme adynamique, les deux pouvant coexister dans des proportions variables. Il y a de la stupeur très marquée le deuxième ou le troisième jour, avec un délire d'excitation intense, ou au contraire, un état comateux persistant. Le facies vultueux au début, devient de plus en plus sombre et terne (Kelsch et Kiener). Le foie et la rate ont augmenté de volume dès le début et sont douloureux. Les symptômes bilieux, vomissements, diarrhée ocreuse ou verdâtre, ictère ou subictère, existent toujours, et dès le début de la maladie. Ils sont parfois si prédominants qu'on a donné à ces fièvres le nom de bilieuses, et que certains auteurs ont décrit des rémittentes et des continues bilieuses. Du côté du cœur on note des palpitations, des souffles extra-cardiaques, des intermittences attestant la défaillance du myocarde. L'analyse des urines fait découvrir de l'albumine, mais pas constamment : au contraire l'urobiline, indiquant une lésion de la cellule hépatique, a toujours été trouvée dans les cas où on a fait cette recherche. Au fur et à mesure que la maladie progresse, les symptômes d'adynamie prennent le pas sur les symptômes d'excitation, surtout si l'issue doit être

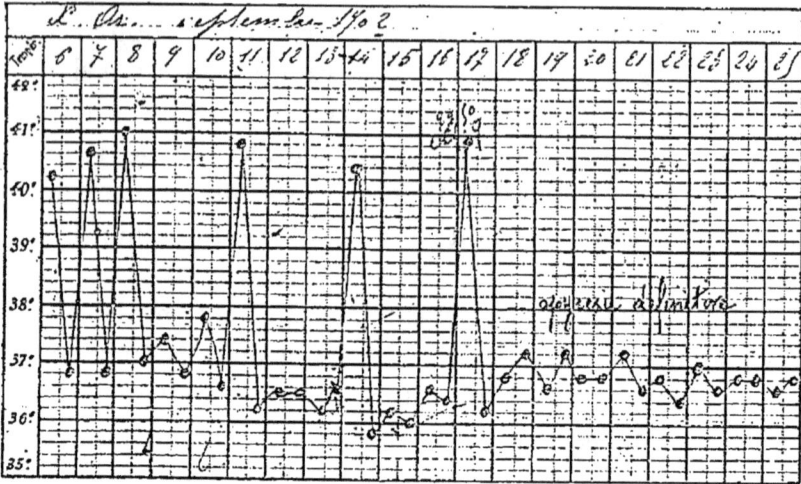

Fig. 15. — Fièvre quotidienne. — Transformation en quarte. — Grosses formes de l'hématozoaire dans le sang, mais pas de croissants.

fatale. Dans ces cas, la langue se sèche, le ventre se météorise, le coma devient plus profond, et le malade meurt au milieu de sueurs profuses, quelquefois avec une température devenue subitement subnormale, le plus souvent avec de l'hyperpyrexie.

Si la terminaison doit être favorable, tous les symptômes s'atténuent progressivement, avec ou sans médication; mais les rechutes sont fréquentes; des accès intermittents s'installent pendant une longue période; c'est le paludisme chronique et la cachexie palustre qui vont se constituer.

Quand la durée est plus longue, la courbe thermique
est rarement régulièrement continue ou rémittente : elle
présente des chutes brusques et ramène la température à
la normale ou au-dessous de la normale. Bref, toutes les
combinaisons sont possibles.

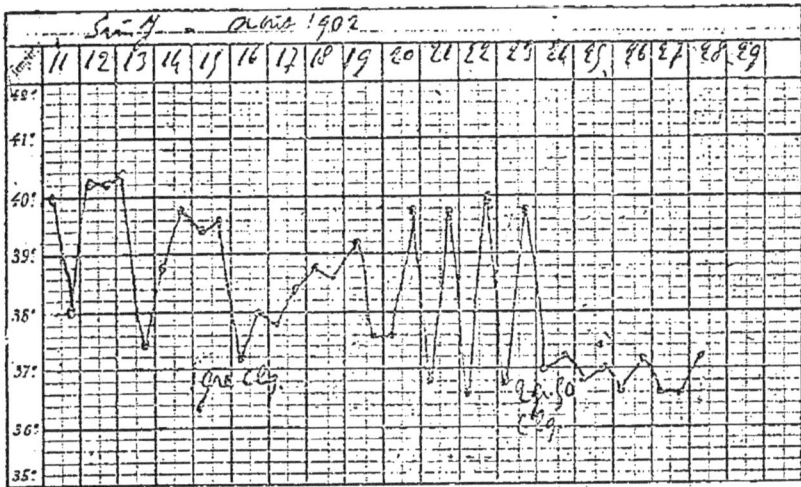

Fig. 16. — Rémittente, terminaison par accès quotidiens. — Apyrexie définitive à la suite de l'administration de 2 gr. 50 de Clq
en injection.

Un point à noter, c'est que dans ces fièvres, aucun
symptôme n'est prédominant; de là le nom de fièvres
solitaires que leur donnait Torti, en opposition avec les
comitées, dans lesquelles un syndrôme unique efface les
autres et semble donner au symptôme un caractère particulier de gravité. Il semble bien qu'entre ces fièvres
plus ou moins continues (solitaires) et les accès ou accidents pernicieux (comitées), il n'y ait que peu de différences. Cela est vrai, et dans les lignes suivantes, en

étudiant d'une façon un peu originale les accès pernicieux, nous verrons que l'on a confondu sous cette appellation des symptômes à origine, à pathogénie différentes.
Ce que nous pouvons dire déjà, c'est que la rémittente
est une pyrexie durant un temps appréciable, tandis que
l'accès pernicieux est un accès d'une durée qui n'a pas
plus de longueur que le temps ordinaire d'un accès.

Nous empruntons à Kelsch et Kiener une observation
caractéristique de rémittente, qui montre bien la diver-
sité des symptômes, avec une des terminaisons les plus
fréquentes de la maladie.

Observation. — Fièvre rémittente de première invasion ; symptômes d'abord bilieux, puis typhoïdes, puis
adynamiques. Anasarque dans la convalescence.

H..., soldat au 80ᵉ de ligne, 23 ans, deux ans de service
en Algérie, pas de fièvres antérieures. Envoyé en déta-
chement dans les forêts le 13 septembre 1873 ; il tombe
malade le 27 septembre.

Début à neuf heures du matin par céphalée, courbature, vertiges, sentiment de chaleur sans frisson ; pas de
diarrhée ni vomissements. Un deuxième accès aurait eu
lieu le lendemain à la même heure et avec les mêmes
symptômes, et enfin un troisième aurait débuté de grand
matin le 1ᵉʳ octobre, jour de sen arrivée à la Calle et de
son entrée à l'hôpital ; le thermomètre, à trois heures du
soir, marquait 38°2 dans l'aisselle.

2 octobre. — Agitation et insomnie la nuit ; le matin
apyrexie : 37°5, face rouge, légère hébétude, céphalée, vertiges en se levant, langue chargée d'un enduit jaunâtre,
teinte subictérique des téguments ; dimensions normales
du foie et de la rate. Urine hémaphéique. Selles bilieuses

après purgation hier. Dans la journée, fièvre sans frisson, 40°5.

3 octobre. — Matin 39°4, soir 40°, Même état.

4 octobre. — Matin 40°3, soir 40°5 ; la langue se sèche, l'urine devient albumineuse ; la stupeur est plus prononcée ; nuit très agitée, rêves à haute voix.

5 octobre.— Défervescence sans sueur, 38°. Le teint est devenu pâle ; l'ictère est plus apparent ; la prostration augmente ; bouche fuligineuse ; albumine dans l'urine. Ronchus dans les parties déclives de la poitrine.

Dans la journée, mouvement fébrile ; 39°5 sans frisson. Sulfate de quinine, 1 gr. 20 en trois fois.

6 octobre. — Prostration profonde ; somnolence ; répond avec peine aux questions ; délire la nuit. Température : matin 39°3, soir 39°. Sulfate de quinine, 1 gr. 50 en trois fois.

7 octobre. —Adynamie extrême ; le malade ne peut s'asseoir sur son lit sans défaillir. Voix éteinte, répond à peine. La face a une coloration jaune terreux et l'expression immobile et apathique du cadavre. Température axillaire, 37°8 ; extrémités froides, pouls débile et intermittent à 108 ; battements du cœur faibles et sourds ; langue toujours fuligineuse ; une selle involontaire. Dans la soirée, même état. Température 38°5. Sulfate de quinine, 1 gr.

8 octobre. — Apyrexie ; 37°3 le matin, 37°8 le soir ; sueurs la nuit. Adynamie toujours profonde ; intelligence un peu plus éveillée ; hypostase dans les parties déclives de la poitrine. Sulfate de quinine, 8 décigrammes.

Les jours suivants, l'intelligence reste obtuse ; tristesse, concentration, température au-dessous de la normale, 36°, 36°5 ; cependant les forces reviennent graduellement ;

l'urine n'est plus albumineuse, mais rare, colorée, riche en urée.

Le 12 octobre, le malade commence à se lever ; l'appétit se prononce.

19 octobre. — Anasarque ; œdème à la base des deux poumons ; pouls toujours débile ; pas d'albuminurie ; rate sensiblement tuméfiée.

Sort avec un congé de convalescence le 15 novembre.

ACCÈS ET ACCIDENTS PERNICIEUX

Fièvres pernicieuses, accès pernicieux, accidents pernicieux, voilà des termes mal définis, donnant lieu à des interprétations multiples et contradictoires. Les idées que l'on se fait aujourd'hui sur la plupart des symptômes infectieux ne semblent pas avoir pénétré profondément dans la sphère immense et encore mystérieuse de la malaria. La raison, c'est que la biologie de l'hématozoaire est inconnue en partie. En dépit de notre ignorance sur ce point spécial, il nous paraît cependant intéressant de chercher à débrouiller le chaos des symptômes pernicieux d'origine paludéenne.

Un coup d'œil sur la littérature est propre à montrer l'importance de la question.

C'est à Torti qu'il est rationnel de remonter, l'auteur italien ayant publié une classification célèbre des fièvres pernicieuses en solitaires et comitées. Les solitaires sont les fièvres graves en raison de la continuité et de la violence des symptomes ordinaires. Les comitées sont les fièvres graves en raison de la prédominance d'un symptôme. Chacune de ces grandes divisions comprend, surtout la seconde, une multitude de catégories de fièvres pernicieuses.

Alibert ne trouva pas complète la classification de Torti et il introduisit de nouveaux groupes.

Un élève de Broussais, Maillot, préféra une classification basée sur l'anatomie pathologique, et il divisa les fièvres pernicieuses d'après la lésion de l'appareil cérébro-spinal, des organes abdominaux ou des viscères thoraciques.

L. Colin appelle pernicieuses des fièvres soit continues, soit intermittentes, dont les manifestations habituelles sont accompagnées ou remplacées par des accidents très graves, souvent mortels. Il en tente une classification basée sur le plus ou moins de virulence supposée du miasme paludéen.

Kelsch et Kiener adoptent la classification de Torti, en la modifiant légèrement, mais font bien ressortir la complexité des causes des accès pernicieux, montrant que la malaria est souvent étrangère à la genèse de beaucoup de prétendus accès pernicieux.

Laveran déclare que, dans les cas d'accès pernicieux, il ne s'agit pas de maladies différentes. mais de complications variées d'une même maladie. Dès lors, toute classification serait incomplète et d'ailleurs sans importance. Le terme d'accès pernicieux ne se comprend plus, et il devrait être remplacé par celui d'accidents pernicieux ; c'est du moins ce qui nous paraît ressortir du livre de M. Laveran, Et ce dernier ajoute avec grande raison : « Il ne faut ranger sous ce titre que les accidents graves pouvant entraîner rapidement la mort et relevant directement de l'infection palustre ; les maladies intercurentes qui viennent se greffer sur le paludisme et le compliquer

ne doivent pas prendre place dans les accès pernicieux... »

Le Dantec attribue l'accès pernicieux à la localisation
de l'hématozoaire dans la circulation capillaire d'une des
branches du trépied vital de Bichat (cerveau, cœur, poumon), laquelle localisation peut entraîner la mort très
rapidement.

C'est cette dernière explication qui paraît prévaloir
dans les ouvrages étrangers.

Davidson s'exprime ainsi : « Nous ferons usage du
terme pernicieux pour désigner ces graves accès qui se
développent accidentellement dans le cours des fièvres
intermittentes, avec des symptômes se rapportant aux
lésions organiques du cerveau et de l'appareil digestif. »

Manson confond aussi les accès pernicieux et les accidents pernicieux « pernicious attacks or pernicious
symptoms ». Il décrit les formes cérébrales et les formes
algides.

Scheube, parlant des symptômes pernicieux, dit que
ceux-ci relèvent en partie de l'intoxication paludéenne,
en partie des perturbations mécaniques apportées dans
la circulation du sang. Il ajoute qu'il faut aussi faire une
part, dans ces accidents pernicieux, aux infections
mixtes, l'hématozoaire et sa toxine étant bien propres à
rendre l'organisme accessible à d'autres agents pathogènes.

Un point semble acquis à la suite de cet exposé ; c'est
l'abandon, par presque tous les auteurs, du terme « fièvres pernicieuses » qui avait pourtant l'avantage de montrer nettement que le paludisme pouvait par lui-même
devenir pernicieux, et que les symptômes : coma, algidité, faisaient partie intégrante du syndrome malarique,

alors qu'autrefois on les considérait comme des maladies surajoutées.

Tout ce qui précède fait comprendre les difficultés que rencontre le clinicien en présence d'accidents graves au cours du paludisme, quand il veut classer ceux-ci, ou plutôt les rattacher à leur véritable cause.

Deux exemples, choisis dans notre pratique personnelle, vont rendre plus saisissantes ces difficultés cliniques.

I. Un malade entre dans notre service le 5 septembre 1900. Il est apporté dans le coma avec une température de 41°, des symptômes convulsifs, de l'anurie, des vomissements. Il vient d'un chantier situé en pays fiévreux : il a eu les fièvres paludéennes déjà l'année précédente, mais les accès ont été très légers. C'était un homme de 29 ans, très solide et très sobre, quand, il y a huit jours, il eut des accès quotidiens, peu intenses. Malgré des injections de quinine, il tomba, la veille de l'entrée à l'hôpital, au cours d'un accès, dans le coma le plus profond, et c'est dans cet état qu'il fut apporté à l'hôpital. Malgré les soins appropriés, il mourait au bout de vingt-quatre heures, sans avoir repris connaissance.

L'examen du sang n'avait révélé ni mélanémie, ni hématozoaire. A l'autopsie, le cerveau, le foie et la rate sont le siège d'une mélanémie intense, visible à l'œil nu, la teinte normale de ces organes ayant fait place à une coloration noire foncée. Le rein est atteint des lésions habituelles de la néphrite infectieuse aiguë. Le foie et la rate sont légèrement augmentés de volume, et la rate est un peu ramollie.

Au microscope, nombreux hématozoaires pigmentés ou non dans les capillaires des viscères centraux.

II. Un ouvrier, âgé de 46 ans, cachectique paludéen, entre dans notre service le 8 septembre 1900. Il a la fièvre depuis dix ans, et pendant l'été il est toujours obligé de passer quelques mois à l'hôpital. Il est sorti depuis quelques jours de l'hôpital de Marengo, où il était entré pour des accès survenant irrégulièrement. C'est un malade profondément anémié, avec de l'œdème des jambes, un foie et une rate très augmentés de volume. Il souffre depuis longtemps de troubles attribuables au brightisme.

On le met au lait et on lui administre du chlorhydrate de quinine. Au bout d'une dizaine de jours, on s'aperçoit que ce malade a des accès tierces très nets et s'accompagnant d'une température très peu élevée (38°5 et 39° au maximum). On n'ose pas forcer la dose de quinine (1 gr. par jour) en raison de l'état des reins. Le 25 septembre, au cours d'un accès, le malade tombe dans le coma, avec une température de 38°3, des vomissements, du trismus; il meurt en quelques heures.

L'examen du sang avait révélé les grosses formes de l'hématozoaire (amœba magna), caractéristiques de la fièvre tierce, et il n'y avait pas de croissants.

A l'autopsie, pas de mélanémie apparente. Gros foie, rate ferme et augmentée de volume. Les reins sont le siège des lésions caractéristiques de la néphrite interstitielle chronique du petit rein rouge.

Il n'y a pas trace d'un processus aigu dans les viscères. Les hématozoaires sont peu nombreux dans les capillaires centraux, et la mélanémie est peu marquée microscopiquement.

Sous quelle rubrique faut-il classer les faits cliniques précédents? Il s'agit évidemment d'accès pernicieux ou d'accidents pernicieux, suivant la terminologie habituelle. Est-ce que l'assimilation de ces deux faits entre eux ne jure pas d'une manière éclatante, quoiqu'il s'agisse de deux malades atteints de malaria ? Comment se fait-il que les cliniciens, qui ont tous observé des cas analogues, n'aient pas introduit dans leurs ouvrages une classification basée sur les différences constatées entre deux cas analogues, classification rationnelle, bien que ces deux cas soient reliés entre eux par des intermédiaires ?

Sans doute, Scheube, en déclarant faire une large place aux infections mixtes dans le mécanisme des accès pernicieux, montre bien qu'il n'ignore pas les éléments de classification que nous mettons en relief, mais il ne tient plus compte, dans son énumération des accidents pernicieux, de la proposition qu'il a brièvement énoncée, et que nous avons reproduite plus haut.

La clinique, l'anatomie pathologique, la parasitologie concourent à nous montrer que la perniciosité, dans le paludisme, peut résulter, ou bien du paludisme lui-même, ou bien d'affections étrangères à la malaria. Ce n'est évidemment que dans les cas types qu'un classement peut s'effectuer rationnellemnet ; mais il en est de même dans toutes les maladies, puisqu'il est toujours difficile de déterminer, dans un phénomène morbide donné, la part qui revient à l'organisme pathogène principal, aux micro-organismes associés, à la lésion principale, aux lésions surajoutées, au microbe, au terrain, etc., mais il n'en est pas moins vrai qu'à l'aide des idées pathogéniques modernes on peut voir plus clair dans le paludisme, et en particulier dans les accès pernicieux.

La parasitologie, tout d'abord, nous donne ce résultat important :

« L'examen du sang périphérique des malades atteints d'accès pernicieux, et dans le cas d'infection récente, nous révèle l'absence ou la rareté des hématozoaires. »

Laveran dans son traité classique (1), dit cependant : « Dans tous les cas d'accès pernicieux que j'ai observés, le sang obtenu par la piqûre du doigt contenait des éléments parasitaires en grand nombre. » Il est vrai que dans un autre passage, Laveran disait (2) : « Quelquefois les parasites sont assez rares, dans le sang obtenu par la piqûre du doigt, bien qu'il s'agisse d'accès pernicieux. La contradiction apparente qui existe dans ces cas entre le nombre des parasites et la gravité de la maladie disparaît, quand, l'accès s'étant terminé par la mort, l'autopsie permet de faire l'examen de tous les organes, on constate en effet que les hématozoaires se sont accumulés dans la rate, le foie ou le cerveau, ou plus rarement dans le réseau capillaire d'autres organes. » C'est l'opinion de Bignami, que Laveran rappelait en ces termes. Il n'en est pas moins vrai que, pour M. Laveran, le sang périphérique des individus atteints d'accès pernicieux renferme des parasites en grande quantité.

D'autres auteurs se rangent plutôt à l'avis de Bignami. Nous citerons Marchoux, qui dans les *Annales de l'Institut Pasteur*, relate trois observations d'accès pernicieux. Dans les trois cas, il n'y avait qu'un petit nombre d'hématozoaires circulant dans le sang.

(1) Page 185.
(2) Page 74.

Pour nous, dans ces cas d'accès pernicieux, nous avons éprouvé de la difficulté à trouver dans le sang des hématozoaires et ceux-ci étaient petits, toujours en faible quantité, peu ou pas pigmentés.

Les mêmes constatations ont été faites à Hambourg par tous les chefs de service de l'Institut Tropical, et le docteur Nocht nous exprimait ainsi son opinion : « Dans les accès pernicieux, les hématozoaires ne se trouvent pas dans le sang périphérique, mais seulement dans les viscères. »

Ce point doit être des plus connus, car le médecin qui arrive dans les pays chauds s'adresse à des accès pernicieux pour trouver l'hématozoaire, parce qu'il recherche naturellement les cas les plus typiques, les plus graves. Aussi quand ses recherches ont été infructueuses, il se décourage et renonce à des recherches ultérieures.

Les observateurs ont tous raison. En effet, les cliniciens des tropiques ont surtout vu des cas analogues à celui de notre malade de l'observation I, cas peu fréquents en Algérie. Les praticiens de ce dernier pays, et parmi eux Laveran, ont vu des symptômes pernicieux rentrant dans le cadre de ceux présentés par le malade de l'observation II, et ils ont trouvé dans le sang des malades de cette catégorie des parasites à grosses formes, et non ceux décrits par Marchiafava, Bignami, Golgi, Marchoux, etc., tous ces parasites pouvant être, comme nous l'avons déjà dit, des variétés du même hématozoaire susceptible de s'arrêter à une forme, à une virulence à peu près irréductibles, tout comme dans certains cas de congestion pulmonaire, le pneumocoque se fixe au point de ne plus pouvoir déterminer une pneumonie, au point de se transmettre avec ces caractères de virulence affaiblie aux animaux inoculés qui contractent une congestion pulmonaire et non une pneumonie.

Quant à l'examen du sang des viscères centraux, il donne souvent des résultats opposés à ceux obtenus dans l'examen du sang périphérique ; dans le cas de ces accès pernicieux des tropiques, il révèle souvent l'existence d'un grand nombre d'hématozoaires dans les capillaires, qui peuvent être obstrués par de véritables embolies parasitaires.

L'anatomie pathologique nous donne également des indications précieuses : dans certains cas, c'est une mélanémie intense, frappant l'œil le moins exercé, c'est l'absence de lésions chroniques, c'est l'existence de toutes les lésions rencontrées dans les infections suraiguës ; dans d'autres cas, c'est l'absence à peu près totale de la mélanémie, c'est la constatation de lésions organiques étrangères au paludisme, ou relevant de celui-ci, mais d'une façon médiate, comme il arrive dans le paludisme chronique ou dans la cachexie paludéenne.

Sans doute la mélanémie peut exister concurremment avec une néphrite ou une hépatite chroniques, comme dans une fièvre typhoïde, il peut se rencontrer avec les ulcérations des plaques de Peyer une néphrite interstitielle d'origine saturnine ou autre.

Quant à la clinique, le rapprochement des deux malades dont nous avons réuni l'histoire nous est une preuve des différences symptomatiques possibles entre deux accès pernicieux survenant chez deux individus. Au point de vue de la marche générale des symptômes d'ailleurs absolument banale, il y a évidemment une grande analogie, sinon similitude complète, ce qui explique les confusions entre deux catégories de malades qu'il faut séparer. Mais au point de vue des symptômes concomitants antérieurs, que de différences ! Chez l'un, c'est le paludisme seul qui attire l'attention : ni infection, ni intoxication antérieures. Chez l'autre, le paludisme, sans être effacé, paraît cependant conditionné par l'insuffisance rénale menaçante. Chez un autre malade, ce sera l'insuffisance hépatique qui mettra la vie en danger, au cours d'une intoxication paludéenne légère ; d'autres fois, ce sera l'insuffisance cardiaque. Et tout cela semble banal à dire, mais ne faut-il pas le dire ? Un érysipèle produit par un microbe peu virulent, emportera plus facilement un individu atteint de brightisme qu'un malade privé de tares antérieures.

Nous croyons donc qu'il est possible, au triple point de vue de la clinique, de l'anatomie pathologique, de la parasitologie, de différencier dans la malaria, deux catégories de phénomènes, et souvent deux catégories de malades, et de classer les uns parmi les accès pernicieux, les autres parmi les accidents pernicieux, avec cette remarque qu'il n'y a pas de barrière infranchissable entre ces deux grandes divisions, toutes les combinaisons étant réalisables.

Ce sur quoi nous insisterons, c'est que, dans les deux cas, l'influence de la malaria est toujours très nette, plus effacée dans l'un, plus marquée dans l'autre. Les accidents pernicieux ne sont pas des complications de la malaria ; ils se rattachent à celles-ci plus directement encore que les complications de la maladie.

Un paludéen, à l'occasion d'un accès de fièvre, fait un accès de *delirium tremens*. Il ne faut pas dire accident pernicieux en ce cas, et qualifier ainsi une complication qui a pu se produire non du fait de la maladie, mais par suite d'un ébranlement minime du système nerveux, suite de l'hyperthermie, de la privation d'alcool, du jeûne, etc. Il y a bien auto-intoxication dans ce cas, comme dans l'accident pernicieux, mais cette auto-intoxication aboutit à un syndrome bien différent de celui que nous avons en vue en ce moment. Cela ne veut pas dire que les accidents pernicieux ne puissent pas se rencontrer chez les alcooliques, qui y sont au contraire très prédisposés en raison de l'état de leur cellule hépatique ; mais dans ce dernier cas, il ne s'agit pas du syndrome particulier *delirium tremens*. Celui-ci est donc une véritable complication de la maladie, au même titre qu'une attaque d'épilepsie survenue au cours d'un accès de malaria.

On pourra objecter que cette distinction est trop schématique, et que, dans les accès pernicieux, l'auto-intoxication commande le syndrome aussi bien que dans les accidents pernicieux. Sans doute, comme dans toutes les maladies infectieuses ; mais il est cependant possible de faire le départ entre les deux, du moins dans beaucoup de cas, car il est bien évident que les accès pernicieux et les accidents pernicieux peuvent s'imbriquer de telle sorte, qu'il est illusoire alors de vouloir tenter une séparation rationnelle de ces deux groupes de manifestations.

Il s'agit d'accès pernicieux, quand le paludisme revêt une intensité telle dans la perniciosité, qu'il accapare toute l'attention. Les symptômes observés sont multiples et impossibles à classer ; c'est le coma qui paraît le plus fréquent. L'algidité ne fait guère partie des accès pernicieux, et chez les paludéens morts d'accès pernicieux dits algides, on rencontre souvent, des lésions de néphrite chronique, du choléra ou bien encore, de myocardite chronique ou aiguë, cette dernière assez fréquente dans les remittentes.

Il s'agit d'accès pernicieux, quand, à l'autopsie, on constate la coloration noire des viscères, l'abondance dans les capillaires centraux des hématozoaires et du pigment.

Il s'agit d'accès pernicieux, quand chez un paludéen notoire, l'examen du sang phériphérique est négatif au point de vue hématozoaire, alors que les signes cliniques et les lésions anatomiques sont conformes à ce qui vient d'être décrit, ou encore que le sang contient des croissants ou les petites formes du parasite (fièvre estivo-automnale, tierce maligne, quotidienne, irrégulière, tropicale).

Il s'agit encore d'accès pernicieux, quand chez un cachectique paludéen ou chez un invididu porteur de lésions viscérales étrangères au paludisme, l'accès malarique se déclare avec une telle intensité que les lésions antérieures non paludéennes passent au second plan, et qu'à l'autopsie, on rencontre, outre ces lésions, la melanémie caractéristique.

Il s'agit d'accidents pernicieux, quand quel que soit le résultat de l'examen du sang périphérique, l'infection paludéenne semble réglée par des conditions morbides inhérentes à une autre infection, à une autre intoxication, à un autre état antérieur du terrain, et quand à l'autopsie on ne rencontre ni la mélanémie, ni les embolies parasitaires dans les capillaires centraux. Il faut dire aussi que dans les accidents pernicieux, il n'est pas rare de trouver dans le sang, les grosses formes du parasite de Laveran, décrites par les étrangers sous le nom de parasites de la quarte et de la tierce, alors que les parasites de la fièvre irrégulière, de la fièvre estivo-automnale, petites formes susceptibles seules de donner naissance aux croissants, se rencontrent dans les accès pernicieux.

Les accidents pernicieux relèvent surtout de l'insuffisance rénale et et de l'insuffisance hépatique. Ils sont moins liés à la malaria que les accès pernicieux, et ils sont comparables à ces accès pernicieux décrits par certains auteurs (B. de Lespinois) dans la fièvre typhoïde.

L'insuffisance cardiaque joue également un rôle dans l'accident pernicieux, surtout l'algide. La symptomatologie est souvent alors semblable dans la malaria, à ce qu'elle est dans la dothiénenthérie avec myocardite aiguë ; c'est un collapsus subit avec accélération du pouls qui devient à peine appréciable et intermittent.

Au point de vue symptomatique, l'accès pernicieux et l'accident pernicieux se ressemblent absolument en eux-mêmes, mais ils diffèrent par l'adjonction ou l'absence de phénomènes étrangers à la malaria, et par le type det fièvre qui leur a donné naissance, les fièvres quarte en tierce ne donnant pas lieu à des accès pernicieux, les fièvres quotidienne, irrégulière, estivo-automnale y conduisant plus ou moins fréquemment.

Quant au traitement des accès ou accidents pernicieux, il ne peut pas donner lieu à des indications diagnostiques. Dans les accès pernicieux, le traitement quinique est souvent impuissant, surtout quand l'infection est de date un peu ancienne (de deux à trois mois), et qu'il y a des croissants abondants dans le sang. Il faut cinq ou six jours d'administration de quinine pour faire disparaître ces croissants (une dose unique et massive de quinine (2 gr. 50) conduisant au même résultat, en abrégeant un peu le délai), et les symptômes se précipitent tellement, que le traitement n'a sans doute pas le temps d'agir pour enrayer la marche de la maladie. L'impuissance du médicament spécifique est encore plus compréhensible, quand les hématozoaires, du fait de leur localisation au sein des viscères centraux, sont presque inaccessibles à la quinine. Dans les accidents pernicieux, la quinine agit mieux, ce qui peut sembler paradoxal, puisque là le paludisme est effacé derrière des manifestations qui lui sont étrangères ; mais cela se comprend facilement, puisque dans ces accidents, le facteur paludéen est plus facile à faire disparaître, ce qui a pour résultat d'éloigner, au moins momentanément, les symptômes graves, caractéristiques de la perniciosité (insuffisance hépatique, insuffisance rénale, insuffisance cardiaque, etc.), symptômes susceptibles d'éclater du fait d'une imprégnation paludéenne, même légère.

En un mot les phénomènes graves sur la pathogénie desquels nous avons dû nous étendre paraissent être les uns surtout d'ordre infectieux (accès pernicieux) les autres surtout d'ordre toxique (accidents pernicieux), les premiers étant marqués bien plus que les autres ou coïncide la spécificité paludéenne.

Après un tel exposé, il est bien inutile de décrire minutieusement toutes les catégories d'accès ou d'accidents pernicieux que l'on trouve dans les auteurs.

La division de Manson est la plus simple et la meilleure. On distingue les accès pernicieux à forme cérébrale et les accès pernicieux à forme algide.

Forme cérébrale. Les sous-divisions varient à l'infini. *L'accès comateux est le* plus répandu, et il est à regretter qu'un symptôme aussi banal que le coma ait servi à dénommer une forme spéciale d'accès ou d'accidents pernicieux. Au cours d'un accès intermittent ou d'une fièvre rémittente, le malade tombe subitement, sans que la température s'élève au-dessus de 40°, dans un coma qui devient de plus en plus prononcé et entraîne la mort très rapidement et à peu près constamment.

Les *accès pernicieux avec état typhoïde* surviennent généralement au cours d'une rémittente palustre. Dans ce cas là, il est évidemment bien difficile de dire quand il y a accès ou accidents pernicieux ; c'est une question de degré, puisque la rémittente s'accompagne de symptômes typhoïdes plus ou moins intenses, et c'est quand ces symptômes sont très marqués, qu'on parle alors d'accès ou d'accidents pernicieux. Il est rare qu'un premier accès pernicieux avec état typhoïde entraîne la mort (Laveran). En cas d'insuffisance de la médication les accès reviennent et ne tardent pas à enlever le malade.

Les *accès délirants* n'ont rien de spécial. Ils ne méritent guère de mention particulière, car ils ont souvent la même symptomatologie que les précédents.

L'*accès apoplectique* est critiqué par Laveran, parce que dit-il, on n'a jamais vu le paludisme faire tomber brusquement un individu, jusque là indemne de fièvres. Il faut que ces fièvres aient été méconnues. Nous croyons que cela peut très bien se produire chez un individu, brightique ou hépatique chronique, qui contracte pour la première fois des fièvres paludéennes, même légères. Il s'agit évidemment là d'accidents pernicieux et non pas d'accès pernicieux. Il a pu y avoir hémorragie cérébrale, œdème du cerveau, et si le malade guérit, avec un ou plusieurs accès intermittents, on dira certainement, mais à tort, accès pernicieux au lieu de dire plus justement accidents pernicieux.

Les *accès convulsifs et épileptiformes*, n'ont pas besoin de description, et ne méritent pas d'être classés à part, les convulsions, épileptiformes ou non faisant partie des symptômes que l'on rencontre dans les lésions du cerveau et de la moelle, de quelque nature qu'elles soient.

Les *accès algides*, dont Manson décrit quatre formes :

forme gastrique, forme cholérique, forme dysentérique, forme syncopale, sont dûs vraisemblablement à des lésions rénales ou cardiaques, qui peuvent très bien n'être pas le fait du paludisme et être de date ancienne. Ce sont alors des accidents algides. Au cours d'une rémittente, des accidents de cette sorte peuvent également se produire chez des individus sains avant la maladie ; ils seront considérés en ce cas comme de véritables accès pernicieux, et l'insuffisance rénale ou cardiaque sera alors directement fonction du paludisme.

Dans les accès algides pourraient également rentrer les accès diaphorétiques, caractérisés par des sueurs profuses accompagnées de collapsus, au moment du troisième stade de l'accès intermittent ; ce sont plus souvent des accidents que des accès.

En présence de symptômes graves, survenant inopinément au cours de manifestations paludéennes habituelles, et caractérisées par des symptômes d'ordre cérébral, cardiaque, rénal ou hépatique, il faut penser de suite aux accès ou accidents pernicieux ; mais il est nécessaire d'avoir examiné son malade complètement pour ne pas attribuer exclusivement au paludisme des symptômes relevant d'autres infections ou intoxications, et ne pas, ce qui est plus fâcheux, prendre un cas de choléra ou de dysenterie, ou encore une simple insolation pour un accès palustre.

CHAPITRE SECOND

PALUDISME CHRONIQUE ET CACHEXIE PALUDÉENNE

Il faudrait évidemment séparer le paludisme chronique et la cachexie paludéenne, et décrire à part chacun de ces états particuliers de l'organisme ; mais si cette division s'impose au point de vue pathogénique, il faut convenir qu'au point de vue symptomatique, elle est fort difficile à établir ; on ne peut guère définir où le paludisme chronique cesse et où la cachexie paludéenne commence (Le Dantec).

Ce sont l'un et l'autre des états qui se développent à la suite d'une imprégnation palustre prolongée ; quelquefois si cette imprégnation est très intense, le paludisme chronique ou la cachexie s'installent pour ainsi dire d'emblée, et le malade interrogé est très embarrassé pour se rappeler quelques accès de fièvres fugaces ou quelque autre manifestation peu accentuée qu'il eut à subir. On comprend bien qu'à la suite d'accès de fièvre répétés, les dépôts du pigment sanguin se faisant de plus en plus dans les viscères, dans le foie et la rate spécialement, des phénomènes congestifs dus à la présence de ce corps étranger se manifestent du côté de ces organes, et don-

nent lieu à des symptômes indiquant la souffrance de
ceux-ci. Le dépôt de pigment agit-il seul dans le paludisme chronique ou la cachexie palustre ? Y a-t il des
toxines ayant un pouvoir congestif d'abord, sclérosant ensuite ?

Questions insolubles à l'heure actuelle. Ce que l'on peut
dire, c'est que le pigment amène, par sa seule présence,
de la congestion, élément sur lequel peuvent se greffer
des infections variées (phase des hyperémies phlegmasiques de Kelsch et Kiener), à la suite desquelles s'o-
père un travail de sclérose plus ou moins intense, origine
des cirrhoses diverses que l'on a coutume d'attribuer au
paludisme. Mais il faut se méfier des causes d'erreur,
lorsqu'on veut faire un diagnostic étiologique. Les travaux de ces dernières années ont montré que la sclérose
multiple disséminée (Grasset) était imputable à des causes multiples, auquel il est nécessaire de songer quand
on se trouve en présence de lésions chroniques de sclérose chez un paludéen d'ancienne date. L'alcoolisme, les
intoxications alimentaires, la syphilis sont susceptibles de
scléroser les viscères, d'autant mieux que le paludisme
agit en préparant le terrain. Il n'en est pas moins vrai
que le pigment est sclérosant, et que les pneumonies
chroniques d'origine paludéenne reconnaissent le même
mécanisme que les pneumoconioses dues à l'absorption
du charbon (Anthracose).

Ce que nous venons de dire indique bien que le paludisme chronique n'est qu'un échelon qui mène à la
cachexie. D'après la comparaison de Kelsch le paludisme
chronique est l'analogue de la période de compensation
dans les maladies de cœur, tandis que la cachexie se rapproche de la période d'asystolie. Dans le paludisme chro-

nique, on distingue encore le cachet paludéen, la marque
spécifique (accès de fièvre avec examens positifs du sang,
gonflement de la rate) tandis que dans la cachexie, ce
cachet, cette marque spécifique ont à peu près disparu et
l'on a affaire par exemple, à un brightique vulgaire, à un
cirrhotique, qui ressemble à tous les brightiques, à tous
les cirrhotiques. Parfois même la signature de l'infection
paludéenne, la tuméfaction splénique, est absente, et par
les progrès de la cachexie, un ancien paludéen peut avoir
la rate diminuée de volume, atrophiée, comme dans les
cachexies de toute autre nature. Il n'est peut être pas tout
à fait exact de comparer l'asystolie cardiaque à la cachexie palustre, car la première n'est pas incurable; il y
a des cardiaques qui arrivent à surmonter leur asystolie,
tandis que la cachexie palustre, une fois installée, ne
rétrocède pas. C'est l'acheminement lent vers la mort.

Ces distinctions faites, étudions avec quelques détails,
les traits essentiels du paludisme chronique. Chemin
faisant, nous dirons quelques mots, touchant les modifications qui peuvent survenir, du fait de la cachexie, mais
en nous rappelant que les lésions des cachectiques n'offrent souvent rien de spécial au paludisme.

Habitus. — C'est dans le paludisme chronique que
l'on observe le plus nettement ce qu'on appelle le teint
paludéen.

Le malade est pâle, et en même temps sa face présente une coloration terreuse ou jaunâtre, se rapprochant du teint normal des Asiatiques ou des Arabes. En
Algérie, il y a des Européens qui, après avoir subi plusieurs atteintes de fièvres palustres, sont confondus avec
les Arabes. D'autrefois le faciès se rapproche de celui
des Addisoniens. Pendant un certain temps la coloration

spéciale de la peau ne se montre qu'au moment des paroxysmes fébriles pour disparaître pendant l'apyrexie. Deux
facteurs contribuent à produire le facies paludéen : l'a-
némie globulaire, qu'indique la décoloration des muqueuses, conjonctive, gencives, et le dépôt de pigment
dans les capillaires de la peau. Quelquefois les muqueuses ne sont pas simplement décolorées, mais elles sont
imprégnées de pigment biliaire ; c'est du subictère que
l'on constate, subictère devenant de l'ictère plus ou
moins prononcé en cas de poussée inflammatoire du côté
du foie.

Anémie. Altération du sang et des vaisseaux. —
Le nombre des globules rouges diminue considérablement ; de 4.000.000, il descend à un million et moins. De
plus, les globules sont augmentés de volume, comme il
arrive dans toutes les anémies profondes. On constate
aussi parfois l'existence de globules nucléés. Les leucocytes diminuent souvent de nombre.

A l'auscultation du cœur, on entend quelquefois des
souffles extra-cardiaques qui, il est vrai, doivent être
attribués plutôt à la flaccidité de la paroi cardiaque qu'à
l'anémie. C'est celle-ci qui est seule en cause dans la
production des souffles vasculaires du cou, de l'œil, de
la tempe, avec les bruits de diable, de rouets, si fréquents
chez les chlorotiques. Rauzier avait d'ailleurs signalé
pendant les accès intermittents, la production d'un
souffle au premier temps et à la pointe, qui, pour lui,
indiquerait une insuffisance mitrale fonctionnelle. Laveran n'a pas retrouvé le souffle de Rauzier, et Potain a
montré combien était irréalisable la production des
insuffisances mitrales fonctionnelles.

Nous avons fait quelques recherches personnelles sur

8.

la pression artérielle dans le cours des accès intermittents et dans le cours du paludisme chronique. Nous avons vu (avec les phymomanomètres de Potain) que dans les accès la pression était très augmentée dans le stade de froid (19 à 21), qu'elle tombait à 14 ou 15 dans le stade de chaleur, qu'elle remontait et atteignait 17 à 18 dans le stade de sueur, et surtout à la fin de ce stade. Dans le paludisme chronique, la pression artérielle est très variable, généralement diminuée, quand les lésions viscérales se bornent à une altération de la rate. Elle est au-dessus de la normale, quand à la lésion splénique se surajoutent d'autres lésions du côté du rein et du cœur, qui l'augmentent par elles-mêmes. L'œdème se rencontre souvent chez les paludéens chroniques. Il n'est pas toujours facteur d'albuminurie et de lésion rénale : il indique seulement de profondes altérations du sang et peut être quelquefois une adultération hépatique. Comme relevant de l'altération du sang, on peut citer des hémorragies multiples qui ont aussi souvent pour origine une lésion du foie.

Rate. — Elle se tuméfie généralement pendant les accès, et reprend ses dimensions normales, une fois l'accès passé. Si les accès se multiplient, la tuméfaction de la rate ne rétrocède plus pendant l'apyrexie.

On peut observer tous les degrés de tuméfaction splénique. L'organe peut acquérir de telles dimensions, qu'il arrive à remplir l'abdomen tout entier, et à peser plusieurs kilos. Ces tumeurs volumineuses s'observent surtout chez les indigènes des pays palustres, qui ont subi pendant longtemps des accès de fièvre sans recourir à un traitement quelconque. Souvent la rate forme une tumeur dure, descendant dans la fosse iliaque gauche, et mesurant dix à douze centimètres de hauteur. C'est un véritable gâteau, que l'on désigne parfois tant à cause de sa consistance que de sa forme, sous le nom pittoresque de « pain de munition ». A travers des parois abdominales flasques, il est facile de percevoir par la palpation le bord antérieur et l'extrémité inférieure de la tumeur ; le bord en particulier est tranchant, et l'on sent vers son milieu une encoche, qui est le hile. Parfois la tumeur n'est pas aussi régulière, et la palpation nous permet de constater l'existence de sillons plus ou moins profonds à la surface de la rate. C'est en quelque sorte une « rate ficelée ».

Suivant qu'il s'est développé entre la capsule et les organes voisins plus ou moins d'adhérences, la rate est plus ou moins mobile. Elle se déplace d'ailleurs par son propre poids. Elle est souvent, par son volume seul, une cause de gêne tellement marquée, qu'on est obligé de recourir à la splénectomie.

La rate est la plupart du temps aussi douloureuse à la pression ou spontanément, mais quelquefois pendant les paroxysmes fébriles, elle est le siège de douleurs assez vives et provoque les symptômes propres à des névralgies variées, névralgie intercostale, névralgie du nerf phrénique, etc.

L'anatomie pathologique nous montrera que parfois, en dépit des sensations de dureté données par la palpation, le tissu de la rate est très friable, très mou, qu'en certains points la capsule est très mince, éraillée, et qu'à la faveur de pareilles altérations, une rupture de l'organe peut se produire sous l'influence d'une cause en apparence insignifiante, d'un léger traumatisme, pendant un accès de fièvre par exemple et qu'il est dangereux d'ex-

poser la rate à des violences externes, et même de pratiquer dans l'intimité du tissu splénique une ponction avec
une aiguille de Pravaz. La rupture donne lieu à une hémorragie et à une péritonite susceptibles d'être mor-
telles.

Foie. — Il augmente de volume comme la rate. Son
bord inférieur péut dépasser de trois ou quatre travers
de doigt le rebord costal. Sa face supérieure convexe
atteint le mamelon. Le lobe gauche s'avance parfois
jusque dans l'hypochondre gauche. — Cette hypertrophie
n'est pas aussi constante que celle de la rate, mais elle
est très fréquente. D'après nos propres observations, il
nous semble que si chez un paludéen récent, le foie se
trouve tuméfié après quelques accès, le pronostic doit
être sombre ; le paludisme chronique se développe rapidement chez un tel malade.

Si le foie augmente de volume, il ne se déplace pas
comme la rate, en raison de ses puissants moyens de
fixité (Kelsch et Kiener).

A la palpation, l'organe est légèrement douloureux. Il
n'y a guère de douleurs spontanées, mais une pesanteur
dans l'hypochondre droit, constante, pénible surtout au
moment des poussées congestives, lors des accès de
fièvres. Tous les petits signes de l'insuffisance hépatique (Hanot) peuvent alors se rencontrer, et l'urobiline
manque rarement dans les cas un peu avancés. La poly-
cholie fait également partie du syndrome hépatique paludéen.

Quelquefois le foie est diminué de volume au lieu d'être
augmenté. C'est un effet de la cirrhose atrophique, susceptible de se développer chez les paludéens, mais dont

l'origine palustre n'est peut-être pas suffisamment démontrée.

La cachexie paludéenne et la cachexie diabétique se ressemblent beaucoup, en raison de leurs déterminations hépatiques. On a d'ailleurs trouvé des antécédents palustres chez beaucoup de diabétiques (Verneuil), mais c'est une vue de l'esprit, non pratiquement justifiée, de vouloir faire dépendre le diabète du paludisme.

Toutes les lésions hépatiques sont intéressantes au point de vue anatomo-pathologique. Nous en reparlerons ; au point de vue symptomatique, elles n'offrent rien de spécial.

Reins. — Le paludisme ne fait qu'effleurer le rein (Le Dantec). C'est aussi notre avis ; l'absence d'albuminurie nous sert quelquefois à faire le diagnostic avec la fièvre typhoïde et nous a servi dans un cas à faire le diagnostic avec la fièvre jaune. L'albuminurie ne se rencontre pas fréquemment dans les accès de fièvre. Le professeur Teissier admet que beaucoup d'albuminuries intermittentes palustres doivent rentrer dans la catégorie des albuminuries résiduales, c'est-à-dire de ces albuminuries qui subsistent encore, malgré la guérison de la néphrite et peuvent se montrer de nouveau, quand une poussée congestive se manifeste du côté du rein, alors que pendant l'apyréxie, elles ne sont pas décelables. D'après Costa, le paludisme touche le rein dans la proportion de 15,5 sur 100. — Il y a aussi des albuminuries sans lésion rénale, décrites par Teissier, qui se montrent dans le paludisme et sont peut-être d'origine hépatogène.

La néphrite interstitielle avec tous les symptômes du mal de Bright a été décrite dans le paludisme, mais ses relations avec celui-ci ne sont pas sûrement établies.

Dans les accès pernicieux, on peut rencontrer les lésions propres à la néphrite infectieuse aiguë.

Appareil digestif. — Les fonctions digestives sont souvent troublées dans le paludisme chronique. Les indigestions sont fréquentes; mais en dehors d'elles, on constate des ballonnements du ventre, des flatulences, des éructations, des vomissements alimentaires ou bilieux. Il y a tantôt de la constipation, tantôt de la diarrhée, avec selles bilieuses et même sanglantes. Le foie altéré agit sur l'intestin qui réagit sur le premier, en sorte que tous les organes concourent à troubler le fonctionnement de l'appareil digestif.

Appareil pulmonaire. — La bronchite chronique accompagne presque constamment les autres lésions viscérales du paludisme chronique. Nous étudierons assez longuement les affections des voies respiratoires, en parlant des complications.

Système nerveux. — Les troubles nerveux sont excessivement variés dans le paludisme chronique. Les plus intéressants sont ceux qui relèvent du paludisme larvé. Nous les étudierons à part. Mais en dehors de ces névralgies plus ou moins arbitrairement liées au paludisme, le système nerveux peut être touché plus ou moins profondément dans le paludisme chronique. L'anémie profonde qui caractérise la maladie explique nombre de symptômes nerveux, tels que la lassitude, le tremblement des extrémités, les vertiges, les syncopes, les palpitations de cœur.

Les lésions des nerfs périphériques et nerfs de sensibilité spéciale s'expliquent peut-être par une action plus spécifique. La polynévrite paludéenne ressemble beaucoup à la polynévrite alcoolique. C'est une névrite portant à la fois sur les nerfs sensitifs et sur les nerfs moteurs, et produisant le syndrome du pseudo-tabes (steppage). De nombreux auteurs l'ont décrite, mais il faut bien faire en sorte d'éliminer toutes les causes productrices des névrites périphériques, les diverses intoxications, avant d'invoquer le paludisme.

Le Dantec a signalé des troubles du côté des nerfs vaso-moteurs et trophiques, par exemple une sensation de chaleur brûlante aux pieds et aux mains, qu'il appelle acro-pyrexie, et qui est susceptible de remplacer l'accès palustre. Toutes les éruptions cutanées sont attribuées par le même auteur à des lésions des nerfs cutanés ; l'urticaire est la plus fréquente : il peut accompagner un accès ou le remplacer ; dans ce dernier cas, il rentrerait dans les cas de paludisme larvé. Le purpura est observé parfois et paraît se rencontrer en cas de lésions hépatiques plus ou moins prononcées : les nerfs cutanés ne jouent vraisemblablement aucun rôle dans cette éruption qui n'est autre qu'un phénomène hémorragique.

Les lésions des organes des sens sont peu fréquentes et ont été mal étudiées. Les seuls troubles oculaires ont été décrits assez complètement ; mais beaucoup d'entre eux, rapportés à l'intoxication paludéenne, ne relèvent probablement pas de celle-ci. Certains sont dus à la quinine, l'amblyopie quinique ne faisant doute pour personne. Il faut aussi se méfier de l'amblyopie hystérique, et dans le cas où la vue disparaît pour reparaître subitement quelques heures après, il est nécessaire de penser à la grande névrose. Des chorio-rétinites ont été attribuées à la malaria, mais sans raisons convaincantes.

Accès de fièvre dans le paludisme chronique. — Ils s'observent toujours à des intervalles plus ou moins

espacés. Ils peuvent être classés dans trois catégories :
1º les accès intermittents réguliers ou non, affectant tous
les types, quotidien, tierce surtout, le type quarte étant
excessivement rare. Ils sont de nature spécifique, et
l'hématozoaire se trouve dans le sang (corps amiboïdes
et croissants) ; 2º d'autres accès intermittents qui paraissent
être sous la dépendance des infections développées
dans les viscères, à la faveur des lésions du paludisme
chronique. Ces accès là ne sont pas de nature spécifique,
et le sang des malades ne renferme pas d'hématozoaires ;
3º enfin des accidents pernicieux dans lesquels le paludisme
se trouve uni à des influences qui proviennent de
lésions viscérales, dépendant plus ou moins directement
du paludisme. Dans le sang de ces malades on rencontre
des hématozoaires de toutes formes, mais on constate
d'autre part des signes soit d'insuffisance hépatique, soit
d'insuffisance rénale, soit encore d'insuffisance cardiaque.

Il y a donc dans le paludisme chronique des accès
fébriles qui ne sont pas influencés par le médicament
spécifique puisqu'eux mêmes ne sont pas spécifiques.

Les accès pernicieux vrais sont exceptionnels dans le
paludisme chronique, ou du moins ils sont très difficiles
à diagnostiquer, en raison de la complexité des lésions.

CACHEXIE PALUDÉENNE.

Laveran confond dans la même description le paludisme
chronique et la cachexie paludéenne. Kelsch et Kiener décrivent
séparément ces deux états. Ils distinguent la cachexie
chronique et la cachexie aiguë. La cachexie aiguë

se fait remarquer d'après eux par de l'hydropisie, des hémorragies multiples, la fréquence des phlegmons et abcès, et de la gangrène. Tous ces accidents n'offrent rien de spécial. Ils attestent la détérioration profonde de tout l'organisme. et certains d'entre eux, les hémorragies, par exemple, sont vraisemblablement sous la dépendance des lésions hépatiques.

Dans la cachexie chronique, Kelsch et Kiener décrivent la cachexie avec surcharge ferrugineuse des organes (siderosis) et la cachexie avec atrophie des organes.

Comme nous l'avons dit, il est difficile, en présence d'un cachectique paludéen, de déterminer quelle est l'influence exacte du paludisme sur les lésions et les symptômes que l'on a constaté. Nous reviendrons cependant sur les lésions, en traitant de l'anatomie pathologique du paludisme.

Pour terminer ce chapitre, nous rapporterons deux observations de paludisme chronique empruntées à Kelsch et Kiener.

I. — *Fièvres intermittentes rebelles depuis six ans.* — Actuellement, accès légers, ictère, épistaxis répétées, tuméfaction considérable du foie et de la rate.

J..., civil, Européen, 44 ans, entré à l'hôpital de Constantine le 2 novembre 1867. Il est en Algérie depuis 1847, et y a fait les douze premières années comme militaire. Libéré en 1861, il travaille depuis cette époque comme terrassier dans les environs de Constantine, et souffre chaque année de fièvres dont il fut atteint, pour la première fois, six mois après avoir quitté le service.

Travaille actuellement sur la route de Constantine à Tébessa ; est mal nourri et couche dans un mauvais gourbi. Depuis le mois d'avril, fièvres irrégulières, ictère

9

léger, mais persistant. Les fièvres ont récidivé depuis quinze jours, suivant le type quotidien et la teinte jaune terreuse de la peau s'est accentuée davantage ; tuméfaction considérable du foie et de la rate, qui débordent de deux travers de doigt le rebord costal. La rate surtout dessine à travers la paroi abdominale une saillie volumineuse et dure. Les urines donnent faiblement la réaction de Gmelin, mais sont très hémaphéiques. Il n'y a ni vomissements, ni diarrhée. La fièvre, d'ailleurs modérée, tombe le quatrième jour après l'admission, c'est-à-dire le 4 novembre.

Nous assistons ensuite pendant plus de deux mois, à plusieurs séries d'accès marqués par l'exiguité des symptomes fébriles, et par l'aggravation progressive des autres phénomènes morbides.

Du 9 au 16 novembre, trois légers accès tierces (38° à 39° le matin).

Du 18 au 26 novembre, fièvre quotidienne ; léger mouvement fébrile chaque soir (38° et 38° 5).

Du 29 décembre au 8 janvier, nouvelle série d'accès tierces, toujours très légers.

L'ictère persiste pendant tout cet intervalle ; l'hémoglobinurie n'est pas observée, mais les urines présentent toujours la réaction bilieuse et hémaphéique. A plusieurs reprises, le malade a eu des selles diarrhéiques et bilieuses, et des épistaxis abondantes ; son affaiblissement a fait des progrès qui ne sont pas en rapport avec l'exiguité du mouvement fébrile.

Indocile et désespérant de guérir, il quitte l'hôpital le 10 janvier, bien que peu apte à reprendre son travail.

II. — *Impaludisme datant d'un mois.* — Accès pernicieux et adynamique ; ensuite vomissements bilieux et incoercibles pendant deux mois avec hypothermie, faiblesse croissante, sans accès de fièvres.

G...., zouave, 25 ans, sept ans de séjour en Algérie; a contracté les fièvres sous forme tierce, en revenant des moissons, il y a un mois. Est apporté à l'hôpital de Philippeville, le 8 octobre 1874, sans connaissance; apyrexie, pâleur terreuse, coma, tuméfaction de la rate.

Le 9 octobre, au matin, a recouvré connaissance, grande faiblesse, appétit.

Du 10 au 28 octobre, apyrexie constante. Bon appétit. Mais en dépit d'un régime très réconfortant, l'anémie, la faiblesse et la tuméfaction hépato-spiénique persistent sans aucune amélioration.

Du 29 octobre au 4 novembre, vomissements bilieux chaque jour, à l'exception du 31 octobre. Les vomissements rappellent, par leur abondance, ceux du choléra bilieux; ils durent parfois la journée tout entière et laissent à peine du répit au malade pendant la nuit.

Du 4 au 10 novembre, les évacuations cessent, sans que l'état général s'améliore. Elles réapparaissent le 10 novembre, et durent cette fois jusqu'au 3 décembre, survenant plusieurs fois par jour et même pendant la nuit. Dans leur intervalle, le malade accuse de l'appétit; il prend des aliments, mais les rejette tous aussitôt avec des flots de bile. Les vomissements se produisent parfois pendant le repas même, brusquement, sans nausées préalables; puis, débarrassé de ce qu'il appelle lui-même son excès de bile, le malade continue son repas.

Pendant cette longue et cruelle période de deux mois, la rate et le foie acquièrent des dimensions considérables; le chiffre des globules rouges tombe à 1.615.202 par millimètre cube, la pâleur terreuse initiale prend une nuance ictérique de plus en plus marquée. On ne note pas un seul accès de fièvre ; la température oscille constamment entre 36 et 37 degrés et s'abaisse parfois jusqu'à 35 degrés. La faiblesse est très grande, le malade se tient difficilement debout, il s'avance en chancelant et en se tenant aux murs : sa parole est lente et traînante et sa mémoire affaiblie.

Des recherches faites à différentes reprises, au point de vue de la mélanémie, ont constamment donné des résultats négatifs.

Les urines n'ont malheureusement pas été examinées.

A partir du 3 décembre, les vomissements ne se produisent plus qu'à de rares intervalles ; une lente amélioration a lieu. A l'exception du 20 décembre, où survient un accès de fièvre sans frissons (40 degrés), la température reste toujours au-dessous de la normale.

Le malade quitte l'hôpital le 21 janvier pour jouir d'un congé de convalescence : il peut à peine se tenir debout ; la rate et le foie sont toujours tuméfiés, et la numération des globules rouges donne le faible chiffre de 2.780.708.

CHAPITRE III

PALUDISME LARVÉ (fièvres larvées).

Sous ce nom, on décrit des symptômes dans lesquels le paludisme n'apparaît pas nettement, parce qu'il est comme recouvert d'un voile, d'un masque. C'est l'analogue de ces scarlatines frustes dans lesquelles le principal symptôme de la maladie, l'éruption, est absente.

Aussi le cadre des fièvres larvées peut être élargi à volonté, et beaucoup d'auteurs ont décrit sous ce nom des affections absolument étrangères au paludisme. Aujourd'hui on admet d'une façon générale que certaines névralgies avec ou sans fièvre peuvent être considérées comme du paludisme larvé, quand leurs relations avec la maladie sont établies soit par le type intermittent de la névralgie, soit par l'examen du sang, positif au point de vue hématozoaire.

Et au sujet de l'intermittence, faut-il encore se montrer sévère ?

En effet il y a beaucoup de névralgies qui sont intermittentes, bien que n'ayant pas une origine palustre. Il paraîtrait qu'une névralgie affectant le type tierce, serait sûrement de nature palustre ; mais rien n'est démontré à cet égard.

Quant à l'épreuve du traitement, quant à l'administration du sulfate de quinine, il ne faut pas compter sur cela pour le diagnostic. Le sulfate de quinine réussit dans toute espèce de névralgies, particulièrement dans la névralgie grippale.

Il n'en est pas moins vrai qu'il ne faut pas rejeter absolument les fièvres larvées du cadre du paludisme. Il y a vraiment des cas où la névralgie remplace à proprement parler l'accès de fièvre, et où à chaque crise névralgique, on trouve dans le sang des hématozoaires : il n'est pas douteux que ces cas rentrent bien dans le paludisme larvé.

Les névralgies les plus fréquentes dans le paludisme sont les névralgies du trijumeau (5e paire, rameau sus et sous-orbitaire), des nerfs intercostaux, des nerfs sciatique et crural.

C'est surtout dans le paludisme chronique et dans les pays froids que l'on rencontre avec le moins de rareté les névralgies d'origine palustre, ce qui est une preuve de la multiplicité des influences susceptibles d'agir pour provoquer ces névralgies.

Nous avons étudié une variété de névralgie palustre, la névralgie diaphragmatique, qui nous paraît assez importante, bien que les auteurs n'en aient fait nulle mention, à notre connaissance du moins.

Il s'agit de névralgies diaphragmatiques gauches, et reconnaissant un mécanisme univoque : la tuméfaction de la rate précédant de quelques jours ou de quelques heures l'éclosion des accidents. C'est cette poussée inflammatoire du côté de la rate qui vient irriter les arborisations spléniques du nerf diaphragmatique, irritation qui se transmet bientôt au nerf tout entier. Un de nos élèves, le docteur Claude (*thèse* de Montpellier 1903), a étudié ces sortes de névralgies que nous avons signalées en 1897. Il a bien montré qu'en dehors de l'accès névralgique, on pouvait déceler des points névralgiques chez les paludéens dans la sphère du phrénique, et que ces points existaient avec une grande fréquence, pouvant même aider dans les cas douteux, au diagnostic du paludisme lui-même.

Voici les deux observations typiques que nous avons communiquées à la Société médicale des hôpitaux de Paris :

Observation I. — J. (Annunciato), 32 ans, jardinier, ayant contracté les fièvres palustres, il y a deux ans, au Ruisseau, localité des environs d'Alger.

Les accès reparaissent tous les ans, au mois d'octobre, après les premières pluies. Ils sont en général quotidiens, persistent pendant un mois ou deux, et finissent par céder au sulfate de quinine.

En octobre 1896, et après des pluies abondantes, An... (Jean), éprouve un jour en travaillant, une douleur vive dans la région de la rate, douleur qu'il connaissait bien, puisqu'elle lui annonçait d'ordinaire, pour les jours suivants, l'éclosion d'un violent accès de fièvre. Cette fois, en dépit de la douleur splénique dont l'intensité augmentait de jour en jour, l'accès de fièvre ne vint point ; mais le quatrième jour, après le début de ses souffrances, et à dix heures du matin, le 16 octobre, An... sentit tout d'un coup dans l'hypochondre gauche, une douleur extrêmement vive, insupportable, amenant presqu'une syncope ; puis cette douleur s'irradia dans le thorax, le long du bord gauche du sternum ; dans les régions sus-claviculaires, occipitale, et jusque dans le bras du même côté.

Ce malade, cinq minutes après le début de sa crise, était assis sur son lit absolument couvert de sueur, sa physionomie exprimant l'angoisse la plus profonde ; presqu'aphone, il évitait de respirer, en raison de ses souffrances, que chaque mouvement respiratoire accentuait. Par instants, un hoquet très violent le secouait tout entier. La température était normale, le pouls battait 136 fois par minute.

Une injection de morphine, ayant atténué considérablement les phénomènes douloureux, je pus constater que l'hypochondre gauche était rempli par la rate, très douloureuse au toucher, très hypertrophiée. Je déterminai par la pression un certain nombre des points douloureux classiques de la névralgie phrénique ; le point de Guéneau de Mussy, le point sternal, le point sous-claviculaire, sans parler des points spléniques, déterminés par la palpation de la rate, ces derniers points n'étant pas limités comme les autres à un territoire très restreint, mais diffusant au contraire, dans toute une région qui paraissait répondre à la superficie de la rate, c'est-à-dire à la capsule de ces organes. Pas de points apophysaires.

Aucun stigmate d'hystérie ; la percussion et l'auscultation du thorax indiquaient que la plèvre gauche était intacte.

En raison des antécédents palustres du malade, je prescris 1 gramme 20 de chlorydrate de quinine en trois fois.

Le lendemain 17 octobre, vers neuf heures du matin, je ponctionne la rate avec une seringue de Pravaz, et je constate dans le sang ainsi retiré, les corps sphériques et les corps en croissant que M. le professeur Laveran nous a appris à regarder comme caractéristiques du paludisme.

A 10 heures du matin, c'est-à-dire exactement à la même heure que la veille, un accès de névralgie éclate, mais avorté pour ainsi dire : l'angoisse est moins vive, mais les points douloureux, qui étaient devenus presqu'imperceptibles dans le courant de la journée précédente, sont redevenus très nettement appréciables.

Le 17 octobre, même dose de quinine.

Le 18 octobre, pas d'accès . suppression de la quinine à titre d'essai.

Le 19 octobre, très violent accès de névralgie phrénique, plus violent peut-être que le premier jour : une injection de morphine amène le calme.

Le 20 octobre, grâce à la quinine administrée la veille à la dose de 1 gr. 60, pas d'accès ; mais dans la matinée, sensibilité très vive de la rate.

La quinine est continuée à la dose de 1 gr. 20 par jour, pendant trois jours ; les accès ne reparaissent plus, et le 23 octobre, j'abaisse cette dose à un gramme, pour supprimer complètement le médicament le 28.

A cette date dernière, je puis constater que la rate est à peine appréciable à la palpation, alors qu'elle avait auparavant, cette configuration et ce volume qui la font désigner pittoresquement sous le nom de « pain de munition ».

Obs. II. — Th... Cols, 28 ans, infirmière, à l'hôpital de Mustapha ; paludéenne d'ancienne date ; elle a contracté les fièvres à Aumale. Depuis lors, elle a eu fréquemment des accès de fièvre dans la saison estivale particulièrement. Cependant depuis deux ans, c'est-à-

9.

dire depuis qu'elle a élu domicile à Alger, les accès ne se sont plus montrés, malgré le travail excessif auquel cette infirmière a dû se livrer.

Le 1er août dernier (1897), à 5 heures du soir, et après avoir souffert pendant plusieurs jours d'une douleur sourde et assez violente au niveau de l'hypochondre gauche, Th. Cols est prise subitement d'un accès de suffocation effrayant ; l'interne de garde, appelé auprès d'elle, la trouve assise sur son lit baignée de sueur, apnéique et se comprimant violemment avec les mains la région splénique, compression qui paraît diminuer la douleur, alors qu'une pression plus superficielle l'exagère considérablement. Interrogée sur le siège et la nature de ses souffrances, la malade peut à peine répondre, mais arrive néanmoins à faire comprendre que la portion gauche du thorax et l'hypochondre gauche sont les régions les plus douloureuses, alors que les régions occipitale et axillaire du même côté sont seulement endolories. Elle compare ces douleurs à une sensation de fer rouge, susceptible de s'exacerber par instants, surtout par voie ascendante, de la région splénique à la région sus-claviculaire en suivant le bord gauche du sternum.

Les mouvements respiratoires sont rares, exagérant les douleurs : le pouls bat 124 fois par minute. La température est normale.

Une injection de morphine réussit à calmer cette crise, rendant possible l'examen.

Il est facile de constater que toute la région splénique, particulièrement dans sa partie supérieure est très douloureuse à la pression, et que les points classiques de la névralgie phrénique existent tous, à l'exception des points apophysaires. Il n'y a pas de hoquets. Aucun stigmate hystérique, aucun signe d'inflammation de la plèvre gauche.

On institue un traitement approprié : nervins et quinine à la dose de 1 gr. 50 par jour.

Le lendemain soir, léger malaise représentant un accès avorté de névralgie phrénique.

La quinine fût continuée pendant sept à huit jours : les points douloureux disparurent peu à peu, et c'est la douleur au niveau de la rate qui persista la dernière, en diminuant d'intensité de jour en jour. Le 9 août, on constate que cet organe est presque revenu à ses dimensions normales, et que la pression exercée au niveau de l'hypochondre gauche ne provoque qu'une douleur insignifiante.

L'examen du sang n'a pu être fait dans ce dernier cas.

Autres manifestations du paludisme larvé.—Elles peuvent être très nombreuses, si l'on considère que les phénomènes morbides observés chez les paludéens et revêtant un certain caractère d'intermittence appartiennent à cette catégorie de symptômes et relèvent tous du paludisme. Laveran les mentionne, mais en ayant soin d'en faire une critique sévère.

Diverses éruptions cutanées d'origine nerveuse ou non, font partie pour certains auteurs, du paludisme larvé. Ainsi le zona, qui suit le trajet d'un nerf, intercostal le plus souvent, l'urticaire qui accompagne assez souvent l'accès de fièvre et serait susceptible de le remplacer.

Les hémorragies intermittentes ont donné lieu à des travaux assez nombreux.

L'épistaxis intermittente a été signalée assez fréquemment. Il ne faut pas oublier que dans le paludisme les hémorragies sont dues à des causes multiples, dont les deux principales sont l'altération du sang et les lésions du foie. Ce dernier organe étant susceptible de se tuméfier périodiquement, et cette tuméfaction étant l'indice d'un trouble nouveau dans le fonctionnement de la cellule hépatique, il n'est pas extraordinaire de penser que chaque tuméfaction du foie s'accompagne d'hémorragie, d'épistaxis par exemple. D'après Verdalle, le sulfate de quinine agirait héroïquement sur l'épistaxis impaludique.

Le torticolis, les tics, les crampes, les convulsions sont des phénomènes de même ordre que les névralgies, mais leur origine paludéenne peut rarement s'établir nettement.

Il en est de même des troubles d'équilibration (vertiges, éblouissements) signalés dans le paludisme.

La bronchite intermittente se manifeste au moment des accès de fièvre, mais elle ne constitue pas une manifestation du paludisme larvé.

CHAPITRE IV

COMPLICATIONS DU PALUDISME

Appareil respiratoire. — C'est du côté des bronches, des poumons et de la plèvre que des complications ont été décrites dans le paludisme. On ne parle pas, en effet, de rhinite ou de laryngite palustres.

Les pleurésies sont même rares. Le docteur Raymond (d'après Laveran) a appelé l'attention sur les pleurésies du lobe gauche qui, d'après lui, seraient communes chez les paludéens à grosses rates ; ces pleurésies, d'ordinaire sèches, se révéleraient par l'existence de frottements pleuraux à la base de la poitrine, du côté gauche.

Nous avons étudié avec Mailfert (1) les manifestations broncho-pulmonaires aiguës dans la malaria. Certaines de ces manifestations font partie de la symptomatologie habituelle du paludisme, et ne devraient pas être décrites comme des complications. Mais, comme il est difficile d'opérer une séparation entre les symptômes et les complications, nous décrirons ensemble ces deux catégories de phénomènes, ce qui est la meilleure façon de mon-

(1) Manifestations broncho-pulmonaires aiguës dans la malaria. (*Arch. gén. de médecine*, mars et avril 1901.)

trer quels sont les liens entre les deux. Pour plus de détails, nous renvoyons au mémoire précité.

Manifestations aiguës. — Les manifestations broncho-pulmonaires du paludisme sont fort négligées dans les classiques; leur pathogénie, en particulier, est laissée dans un vague que nos connaissances actuelles ne justifient pas. Certains auteurs trop simplistes voient dans de pures coïncidences des relations causales et n'hésitent pas à rattacher au paludisme une foule de symptômes ou de lésions n'ayant de commun avec la malaria que la circonstance de paraître en même temps que celle-ci. D'autres tombent dans l'excès contraire et passent sous silence les manifestations broncho-pulmonaires de la maladie.

L'étude de ces manifestations a une portée générale : elle facilite la compréhension des autres complications du paludisme. C'est pourquoi nous nous y arrêterons un peu.

Sur 120 paludéens examinés pendant l'été de 1900, nous avons trouvé que 105 présentaient des manifestations broncho-pulmonaires plus ou moins intenses, plus ou moins semblables.

Bronchites aiguës. — Il est moins rare d'observer des phénomènes aigus bronchitiques dans la malaria chronique, dans la cachexie paludéenne, que d'observer les mêmes phénomènes dans les accès paludéens de fraîche date; c'est ce qui résulterait de la lecture des auteurs classiques, et cependant les symptômes bronchitiques sont extrêmement fréquents dans le paludisme aigu et récent. Griesinger (1) écrit : « Les organes respi-

(1) Griesinger.

ratoires ne présentent d'ordinaire aucune modification dans le cours de la fièvre intermittente. Dans le stade de frisson, la respiration est courte et le murmure respiratoire faible ; le malade tousse quelquefois ; on peut entendre çà et là quelques râles de bronchite qui disparaissaient avec la fin de l'accès... » Plus loin, décrivant les symptômes pernicieux thoraciques (p. 85), il ne parle guère que des pneumonies. Kelsch et Kiener (p. 454), à propos des fièvres bilieuses et gastriques, disent : « Certains malades ont une toux trachéale, de l'enrouement, des râles de bronchite. Ces symptômes s'observent plus particulièrement en hiver, quelquefois en été chez d'anciens fébricitants qui ont été exposés au refroidissement, à la pluie, etc... » Les mêmes auteurs mentionnent seulement un certain degré d'hypostase pulmonaire dans les fièvres solitaires graves (rémittentes, typhoïde et adynamique). Il est vrai qu'au chapitre de l'intoxication paludéenne chronique, ils insistent avec complaisance sur la bronchite « qui se montre avec une prédilection marquée chez les anciens paludéens, au cours du premier et du quatrième trimestre. Elle survient souvent brusquement, provoquée par l'exposition au froid, ou sans que le malade ait encouru l'action des causes ordinaires. »

Laveran prononce à peine le nom de bronchite et dit simplement : « Chez certains malades atteints de fièvres intermittentes, on observe à chaque accès une congestion pulmonaire qui s'accompagne de bouffées de râles souscrépitants, ce qui a pu faire croire à l'existence d'une intermittente pneumonique. »

Mannaberg constate que l'appareil respiratoire est sujet dans la malaria à des inflammations, bronchiques notamment, et plus loin, page 272, il dit : « En général, les symptômes bronchitiques dans le paludisme aigu n'acquièrent qu'une médiocre intensité et survivent à l'accès seulement pendant quelques heures. » Il résulte de tout cela que, pendant l'accès, il y a toujours des symptômes bronchitiques qui sont fugaces, comme l'accès lui-même. Après un certain nombre d'accès, les phénomènes bronchitiques persistent pendant l'apyrexie, et la bronchite chronique s'installe. D'autres fois, après un seul accès, la bronchite chronique se trouve constituée. D'après Kelsch et Kiener, la bronchite paludéenne peut se localiser d'emblée aux petites bronches, devenant un véritable catarrhe suffocant et entraînant rapidement la mort.

Les symptômes bronchitiques ne sont pas distribués au hasard. Dans 24 cas sur 96, nous avons trouvé que les râles sibilants et ronflants étaient prédominants aux bases. La base gauche était plus fréquemment atteinte que la droite. Dans les 24 cas où les signes prédominaient aux bases, la rate et le foie étaient plus ou moins hypertrophiés et douloureux. Sur les 19 cas de localisation à la base gauche, la rate était seule tuméfiée et douloureuse.

Ces bronchites ne sont pas spécifiques : on n'a jamais trouvé l'hématozoaire dans l'exsudat bronchique, et le cas de Gasser ne compte pas, car il s'agissait d'un exsudat hémoptoïque. De plus, si l'accumulation du pigment globulaire dans les bronches explique la genèse des bronchites chez les paludéens chroniques, elle ne rend pas compte des faits où la bronchite s'est développée immédiatement après un petit nombre d'accès, après un seul accès, alors que la destruction globulaire est à peine marquée.

Faut il dire avec Broussais que le frisson des fièvres intermittentes agit sur le poumon comme le froid en général, que ce frisson enrhume?

Grall fait intervenir la périsplenité et la périhépatite ; ce qui n'a de valeur que pour les bronchites ou pneumonies chroniques.

Pour ces bronchites aiguës, c'est à une action de voisinage qu'il faut attribuer leur développement, et la congestion du foie et de la rate intervenant pour gêner le jeu du diaphragme, il s'en suit que la circulation pulmonaire des bases est gênée, et qu'en ces points, les phénomènes bronchitiques et pulmonaires sont faciles. Il est possible aussi que des réflexes à point de départ hépatique ou splénique viennent agir sur les vaso-moteurs des bronches pour favoriser les exsudations dans ces conduits.

Pneumonies aiguës. — Il faut les distinguer des congestions qui sont susceptibles de se montrer intermittentes comme les bronchites et reconnaissent le même mécanisme que celles-ci (lésions de voisinage et actions réflexes).

Il n'y a pas de pneumonie intermittente ; c'est l'opinion courante en France, tandis qu'à l'étranger on la décrit comme une forme spéciale de malaria. Davidson, Scheube, Mannaberg, la mentionnent, Scheube met la malaria-pneumonia au nombre des fièvres pernicieuses. D'après lui, la fièvre est d'abord intermittente pour devenir rémittente, et, pendant l'apyrexie, on trouve souvent une rémission ou une régression complète des symptômes subjectifs et objectifs. Dans d'autres cas, par contre, ceux-ci restent stationnaires pour atteindre un degré plus élevé pendant le paroxysme fébrile.

Nous croyons qu'il faut envisager deux sortes de pneumonies dans la malaria, l'une se développant seulement en même temps que l'atteinte paludéenne comme intimement liée à elle, véritable pneumonie proportionnée, expression de Torti conservée par Kelsch et Kiener, l'autre se développant après (postpaludéenne). Dans la première forme, il y a mélange des symptômes paludéens et des symptômes pneumoniques. Ainsi, au milieu d'une courbe continue de pneumonie, on voit à certaines heures le thermomètre s'élever brusquement avec un grand frisson, suivi de plus ou moins loin par de grandes transpirations. Il y a donc véritablement là imbrication des symptômes propres aux deux maladies, comme dans la typho-malaria.

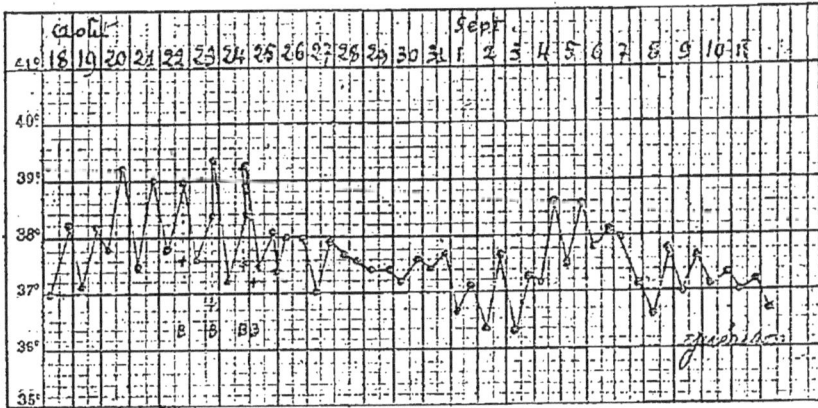

Fig. 17. — Pneumonie proportionnée.

Au contraire, dans la pneumonie post-paludéenne, la courbe thermique ne subit pas d'à coups comme dans la forme précédente. Il n'y a ni accès palustre, ni hématozoaires dans le sang : la pneumonie ne peut être considérée comme liée au paludisme que parce qu'elle évolue

sur un terrain paludéen. La pneumonie post-paludéenne
peut suivre l'accès paludéen ou de très près ou de très
loin, l'époque de l'accès antécédent ne pouvant servir de
guide. Elle se rencontre à la fois chez les paludéens aigus
et chez les paludéens chroniques, le terme de paludéen
aigu s'entendant de ceux qui peuvent avoir subi des
atteintes de la maladie sans être tombés dans le paludisme
chronique.

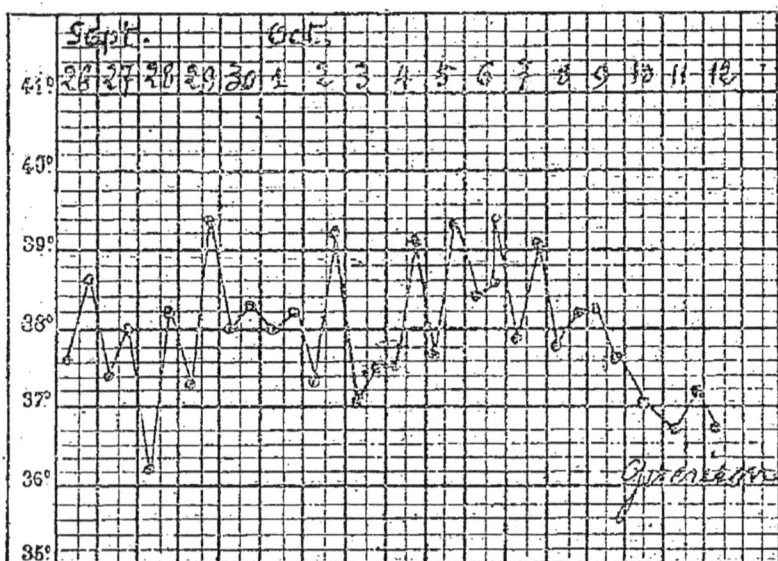

Fig. 18. — Pneumonie post-paludéenne.

Quant aux pneumonies survenant chez les cachectiques
malariaques, sans poussée aiguë de malaria, elles font
partie des pneumonies ordinaires propres aux cachecti-
tiques, propres aux tarés.

Les pneumonies proportionnées et les pneumonies
post-paludéennes sont d'un pronostic grave. Sur quatre
cas, les pneumonies proportionnées nous ont donné deux

cas de mort. Les pneumonies post-paludéennes ont
donné sur trois cas un cas de mort. Il est d'ailleurs difficile d'établir ce pronostic quand la maladie s'installe.
Une pneumonie est toujours une complication redoutable
chez les paludéens, et d'autant plus redoutable quand il
s'agit de paludéens d'ancienne date. dont les émonctoires, foie et rein, fonctionnent mal. Sur les sept cas dont
je viens de parler, il s'agissait cinq fois de paludisme
récent, et malgré cette circonstance favorable, la mortalité a été élevée. L'élévation de température est un signe
très trompeur, certaines pneumonies fort graves pouvant
évoluer presque sans hyperthermie.

Comme symptômes spéciaux, il n'y en a guère, à part les
modifications de la courbe thermique dans les pneumonies proportionnées. Le tableau de la pneumonie franche
n'est pas réalisé ; il s'agit de pneumonies malignes analogues à celles que l'on décrit dans la grippe, affectant une
marche irrégulière, traînante, quelque chose comme
le catarrhe grimpant des Russes (J. Teissier), expression
qui indique bien les attaques répétées de la phlegmasie,
tantôt sur un point, tantôt sur un autre.

Pneumo-paludisme du sommet. — M. de Brun (de
Beyrouth) a dégagé des congestions aiguës et chroniques
d'origine paludéenne, un type de congestion du sommet,
susceptible d'en imposer pour une lésion tuberculeuse.
Voici, d'après lui, les caractères de cette forme de congestion du sommet : « Un malade, paludéen avéré, porteur
d'une rate énorme et d'un foie, notablement hypertrophié, présentant l'anémie et la mélanodermie caractéristiques de l'impaludisme chronique, vient me consulter
pour l'ensemble de ces manifestations malariennes, se
plaignant parfois de tousser, surtout pendant ses accès

de fièvre. On l'ausculte et on constate, au niveau d'un ou des deux sommets les signes incontestables d'une condensation pulmonaire. A moins de bronchite concomitante, le reste du poumon est indemne, et l'on ne perçoit au sommet du poumon, aucun râle, aucun bruit adventice. Si l'on administre la quinine, on peut remarquer qu'au bout de quelques jours, et parfois même dès le lendemain, les phénomènes d'auscultation se sont amendés ou ont à peu près disparu, tandis que dans les variétés plus intenses, ils vont ou bien durer indéfiniment, ou bien persister pendant un certain nombre de semaines, s'atténuant peu à peu, en même temps que les autres symptômes de l'impaludisme chronique. En somme, deux sortes de pneumo-paludisme, l'un qui ne peut vous tromper que peu de temps puisqu'il disparait très vite, l'autre susceptible de tenir assez longtemps en suspens votre diagnostic, le pneumo-paludisme majeur et le pneumo-paludisme mineur, si l'on peut s'exprimer ainsi. »

La pathogénie est ainsi établie d'après de Brun : « La lésion n'est réellement et ne peut être qu'une lésion paludéenne. Le processus qui congestionne et durcit le poumon est, en réalité, analogue à celui qui congestionne et durcit le foie et la rate. La lésion pulmonaire a toujours disparu grâce à la quinine. Le germe paludéen partage avec celui de la tuberculose le droit d'élire domicile au sommet du poumon, et d'y déterminer des congestions actives, véritablement infectieuses, très différentes par leurs symptômes et leur valeur sémiologique des congestions passives de la base. »

Nous avons, avec Mailfert, publié deux observations confirmatives de celles de de Brun, mais avec quelques particularités. Dans nos deux cas, il s'agissait non pas, comme dans ceux de de Brun, de paludisme chronique, mais de paludisme aigu, de date récente. Nous avons montré également que le pneumo-paludisme pouvait passer d'un sommet à un autre avec une rapidité remarquable. La femme M. El. (Obs. I du mémoire), présente des signes d'induration pulmonaire d'abord au sommet gauche, puis au sommet droit, et, vingt-quatre heures après, de nouveau au sommet gauche. Un semblable transport n'est pas noté dans les observations de de Brun, et quand les poumons sont tous les deux en cause, ils semblent avoir été atteints simultanément dans le cas du professeur de Beyrouth.

Au point de vue pathogénique nous ne partageons pas l'opinion de M. de Brun.

Pour lui les congestions du sommet du poumon sont très différentes de la base : les premières véritablement actives seraient infectieuses au premier chef, les secondes seraient purement passives. En un mot, il semble que pour M. de Brun, le pneumo-paludisme soit une forme et non pas seulement une complication de la malaria ; le fait que la quinine guérit le pneumo-paludisme confirmerait cette opinion.

Pour expliquer les signes de bronchite ou de congestion des bases du poumon, nous avons invoqué des raisons de voisinage (congestion du foie et de la rate) et aussi une influence réflexe analogue à celles qu'invoquent certains auteurs pour expliquer l'œdème du poumon dans les aortites et périaortites. Du moment que les réflexes peuvent intervenir, on comprend que leur jeu absolument capricieux en période pathologique, puisse déterminer des localisations propres à dérouter l'observateur, tant par leur siège que par leur peu d'étendue. C'est ce qui

arrive dans l'œdème brigtique, capable de se fixer dans un
territoire cérébral très restreint ou bien de se maintenir
pendant quelques jours à un sommet pulmonaire, simulant ainsi la tuberculose. La fugacité de l'œdème pulmonaire, degré plus avancé de la congestion, est comparable
à la fugacité du pneumo-paludisme, et nous ne faisons
pas de difficultés pour expliquer à celui-ci le mécanisme
pathologique de celui-là.

D'où partent ces réflexes? Il est difficile de le dire,
mais on peut supposer que l'inflammation du foie et de
la rate est susceptible d'irriter les arborisations nerveuses qui se distribuent à leur surface ; de là par les voies
sympathiques, constitution d'un arbre réflexe à manifestations multiples et variables.

D'ailleurs de graves raisons s'opposent à admettre la
spécificité du pneumo-paludisme, puisqu'on n'a jamais
trouvé dans les expectorations pulmonaires l'hématozoaire de Laveran. Ces expectorations sont rares, à vrai
dire ; mais nous aurions besoins d'examens positifs pour
accepter l'origine spécifique de cette manifestation pulmonaire.

Quant à l'influence du sulfate de quinine sur le pneumo-
paludisme, nous l'avons remarquée comme nous avons
noté l'influence de ce médicament sur toutes les congestions, aiguës et chroniques du poumon, qui accompagnent la malaria. Mais est-ce un argument en faveur de
de la spécificité du pneumo-paludisme ?

Nous ne le croyons pas. En effet, la quinine modifie
puissamment le foie et la rate, et ceux-ci, soit par action
de voisinage, soit par action réflexe, tiennent peut être
sous leur dépendance tous les symptômes broncho-pulmonaires si fréquents dans le paludisme. Il n'y a donc

rien de surprenant à ce qu'un remède agissant si bien sur les viscères abdominaux, ait un effet favorable sur les manifestations qui sont là conséquence de l'engorgement de ces viscères.

Bronchite et pneumonie chronique. — Elles sont la suite de récidives de bronchite et de pneumonie. Leur symptomatologie n'offre rien de bien particulier, sinon qu'elles s'accompagnent d'accès de fièvre que l'on attribue à tort à du paludisme, parce que le terrain est paludéen. Elles donnent lieu à de l'épaississement des bronches et des alvéoles, aux lésions de la broncho-pneumonie chronique (Lancereaux, Frerichs, Grasset) et aboutissent souvent à la sclérose du poumon. Nous reviendrons sur ces divers états, quand nous traiterons de l'anatomie pathologique du paludisme. Leur diagnostic est difficile à faire parce qu'elles coïncident généralement avec des lésions d'autres organes, avec une intoxication générale, qui est le fait du paludisme chronique ou de la cachexie paludéenne.

Appareil circulatoire. — Les aortites, endocardites, phlébites qui ont été décrites comme complications du paludisme, ne sont pas liées à celui-ci d'une manière bien établie. Nous connaissons le malade d'une des observations de Roux (thèse Bordeaux 1902), et nous savons pertinemment que son aortite pourrait bien remonter à des attaques de rhumatisme antérieures aux atteintes du paludisme qu'il eût à subir au Congo. Lancereaux restreignant l'influence de l'alcoolisme et de la syphilis dans la production des aortites chroniques et des anévrysmes de l'aorte, incline à donner à la malaria le pouvoir de développer de telles lésions. L'action de l'iodure de potassium, d'après lui, ne prouve pas qu'il s'agit toujours de syphilis, quand la lésion rétrocède.

D'autre part, un grand nombre d'Anglais retour des Indes, ont présenté des anévrysmes de l'aorte. Il n'est pas impossible que ces lésions, étant donnée la violence de l'endémie palustre aux Indes, relèvent du paludisme.

Cette argumentation ne doit pas nous convaincre, et il faut attendre pour trancher la question, des faits démonstratifs.

Appareil digestif. — Les complications portent prinpalement sur le foie et la rate.

Foie. — On sait la fréquence avec laquelle le foie est atteint dans le paludisme. Les symptômes hépatiques sont de règle dans la maladie : ils acquièrent quelquefois tellement d'importance qu'on doit les considérer et les décrire comme des complications.

De ce nombre sont toutes les variétés de cirrhoses d'origine palustre. D'après Kelsch et Kiener, les hépatites qu'ils ont trouvées en Algérie et dont ils ont donné la description anatomo - pathologique complète, peuvent s'expliquer par deux hypothèses : ou bien la malaria crée seulement par l'hyperémie habituelle du foie, une prédisposition à l'inflammation, et l'hépatite dépend d'une cause spécifique inconnue. Ou bien cette cause spécifique est précisément la malaria.

C'est la cellule hépatique qui est touchée le plus prodément (hépatite parenchymateuse), la sclérose du tissu conjonctif (cirrhose) ne venant ensuite qu'à titre de complication de l'hépatite parenchymateuse.

Les phlébites décrites par Rigollet (thèse de Bordeaux, 1891) et par Rendu (*Semaine médicale*, 1894) ne sont pas acceptées par les auteurs. Il en est de même des arté-rites.

Les symptômes sont ceux des hépatites de cause ordinaire : dyspepsie, ictère, ascite, coma, hémorragies. Tantôt il s'agit d'une cirrhose atrophique (Laveran) tantôt d'une cirrhose hypertrophique, biliaire ou non. C'est la cirrhose atrophique qui serait la plus fréquente (Laveran).

Il faut être très réservé sur le diagnostic étiologique de ces cirrhoses, et songer à la syphilis, à l'alcoolisme, et aux intoxications de toute nature, capables d'entraîner la sclérose.

Les suppurations du foie (Laveran) sont rares ; il faut que la dysenterie ait préexisté.

Rate. — Nous avons déjà parlé de la complication de rupture de la rate, accident qui peut être rapidement mortel, si les adhérences dues à la périsplénite ne viennent pas localiser le foyer inflammatoire et limiter la péritonite, qui, au lieu d'être générale, ne sera que partielle.

Nous rappelons aussi la complication de la rate mobile, dont le pédicule peut se tordre (Laveran), entraînant des douleurs très vives et rapidement une péritonite aiguë.

Les abcès de la rate sont rares (Fassina).

Appareil génito-urinaire.

Reins. — Les auteurs diffèrent grandement sur la fréquence de la néphrite, comme complication du paludisme. Pour les uns, le rein n'est qu'effleuré par la malaria ; l'albuminurie est rare ; c'est l'opinion à peu près générale des médecins des colonies. Pour les autres, au contraire, la néphrite est une des complications les plus fréquentes de la malaria ; cette opinion est celle des médecins ayant observé surtout dans les pays tempérés.

Kelsch et Kiener décrivent la néphrite diffuse ou glomé-
rulaire, avec deux formes, une aiguë et une chronique et
la néphrite à granulations avec également deux formes,
une aiguë et une chronique.

Les néphrites chroniques ressemblent au mal de Bright,
et on peut se demander si le paludisme suffit bien tout
seul pour développer cette maladie.

Il est bien difficile de le dire ; en effet, comme pour les
hépatites, des causes multiples interviennent simultanément, et on ne sait comment faire la part exacte des
unes et des autres. Que la malaria prédispose, en altérant
le rein, au mal de Bright, il n'y a là rien qui puisse sur-
prendre. Mais peut-on aller plus loin, et dire que le pigment, en s'éliminant par les reins détermine des lésions ?
Il faut noter que le pigment noir ne se trouve pas abon-
damment répandu dans le rein, et qu'en tous cas il n'est
pas aussi condensé que dans la rate, le foie et le cerveau.

Certains symptômes, tels que l'hématurie, l'hémoglobinurie peuvent se trouver dans le paludisme, mais l'hémoglobinurie fait partie du syndrome connu sous le
nom de fièvre bilieuse hémoglobinurique, que nous étudierons plus loin.

Orchite. — Elle a été mentionnée par un certain
nombre de médecins de l'armée ou de la marine (Maurel,
Girard, Calmette, Charvot, Bertholon, Schmit, etc.).
Laveran conteste avec raison la légitimité de beaucoup
d'observations. Dans certaines, il s'agit peut-être d'orchite blennorhagique ; dans d'autres c'est l'orchite our-
lienne, qui est en jeu.

On sait la fréquence des oreillons dans le monde militaire, et l'on sait aussi que la maladie peut se manifester
uniquement par une orchite, sans tuméfaction paroti-

dienne. Enfin la tuberculose est une cause fréquente
d'orchite. Il faut aussi faire une place aux lésions fila-
riennes des testicules dans les pays chauds. L'orchite
palustre est donc rien moins que démontrée.

L'hydrocèle peut s'observer comme complication de la
malaria, d'après Fayrer observant aux Indes.

Système nerveux. — Les névralgies ont été étudiées
sous la rubrique « paludisme larvé ». Des névrites péri-
plésiques prenant la symptomatologie du syndrome
« pseudo-tabes » ont été décrites dans le paludisme
(Catrin, Brault, etc.). En dehors des paralysies relevant
d'une névrite périphérique, il y a certaines paralysies
auxquelles on peut reconnaître une origine médullaire ou
cérébrale. L'aphasie a été mise au nombre de ces paralysies d'origine cérébrale. Les grandes névroses, l'hystérie, la neurasthénie se développent merveilleusement
sur le terrain paludéen (J. Teissier et ses élèves Lejosne,
Regnault, nous-même). Ces névroses sont d'origine
toxique. Il n'est pas extraordinaire qu'une maladie qui
touche si profondément le foie et aussi, dans de moindres
proportions, le rein, puisse faire éclore ces névroses par le
mécanisme de l'auto-intoxication.

Les psychoses peuvent aussi, à la faveur du paludisme,
éclater chez des individus plus ou moins prédisposés. Il
s'agit de manifestations délirantes, ayant beaucoup d'ana-
logies avec celles que présentent les alcooliques. Des accès
de manie aiguë ne sont pas rares au cours du paludisme
chronique. Il ne faut pas confondre ces délires avec le délire
de l'accès de fièvre. Pendant un accès intermittent, il y a
la plupart du temps un délire léger, qui devient facilement furieux chez les alcooliques. Parfois le délire est si
marqué dans l'accès, qu'il constitue à lui seul presque

toute la symptomatologie, de là le nom d'accès pernicieux délirant qu'on donne à ces accidents.

Pasmanik a constaté que sur 5412 cas de malaria, les
fonctions psychiques étaient altérées 106 fois. Aucune des
personnes considérées ne présentait de tare héréditaire,
et parmi elles il n'y avait que 4 à 8 p. 100 de buveurs.
Ce sont des états dépressifs que Pasmanik a rencontré
constamment. La durée des désordres mentaux fût de
quatre jours à trois mois, et une fois il vit s'installer
définitivement la démence. Pasmanik trouva chez les
enfants des états comateux-soporeux ; dans le paludisme
chronique, il trouva plutôt des phénomènes mélancoli-
ques avec de l'agitation ; et chez les cachectiques, il
trouva la mélancolie et l'idiotie (d'après Mannaberg,
p. 304).

Organes des sens. — Des complications du côté des
yeux ont été signalées. Nous en avons parlé à propos de
la symptomatologie du paludisme chronique.

Du côté de l'oreille, Liel a décrit l'otite intermittente
comme une forme de la malaria. Voltolini a publié des
cas d'otalgie intermittente. Toutes ces observations sont
fort critiquables.

Peau. — L'urticaire et d'autres éruptions ont été men-
tionnées comme pouvant rentrer dans le cadre du paludisme larvé. On peut peut-être avec plus de raison ranger
ces symptômes parmi les complications du paludisme.

Les gangrènes ont été décrites également comme complications.

Elles sont l'apanage des cachectiques paludéens, et
sont un effet de la détérioration générale de tout l'organisme. Lors du désastre de Bou-Thaleb en Algérie, où
tant de soldats subirent les atteintes d'un froid rigoureux,

10.

on constata que les paludéens résistèrent moins au froid que les autres (Laveran). La gangrène symétrique des extrémités (maladie de Raynaud), étudiée comme affection parapaludéenne, par le Dantec, est due à l'endartérite oblitérante, et dans les antécédents, on rencontre souvent le paludisme (Moursou, 1869.)

D'après Moty, les gangrènes cutanées pourraient être attribuées à l'obstruction des capillaires par les leucocytes chargés de pigment, ce qui donnerait à ces accidents une origine spécifique.

CHAPITRE V

ASSOCIATIONS MORBIDES

Certaines d'entre elles sont plus connues que les autres. Ainsi l'association de la malaria avec la pneumonie, la fièvre typhoïde, la dysenterie. Nous avons déjà parlé de l'association avec la pneumonie : nous n'y revenons pas.

De semblables associations constituent les maladies proportionnées de Torti, dont MM. Kelsch et Kiener ont tracé un tableau d'ensemble, qui mérite d'être connu. Ces associations doivent être envisagées au point de vue chronologique et au point de vue clinique. Au point de vue chronologique, les maladies peuvent être unies ensemble pendant toute leur durée (maladies concomitantes) ; ou indépendantes à leur début et à leur terminaison, elles se confondent pendant une partie seulement de leur évolution ; ou enfin elles sont complètement disjointes ; l'une marche sur les pas de l'autre (maladie consécutive) ; elle se développe sur le terrain préparé par la première.

Au point de vue clinique, elles accomplissent cette évolution sans exercer aucune action l'une sur l'autre, ou elles s'influencent et se modifient réciproquement. De là des maladies complexes dont les éléments sont simplement juxtaposés, et d'autres où ceux-ci sont réellement proportionnés.

Au nombre des maladies juxtaposées, il faut citer la vaccine se développant avec tous ses caractères sur un sujet en puissance de variole, les deux virus évoluant concurremment sans se gêner en apparence.

Dans les maladies proportionnées, plus intéressantes pour le clinicien, il n'y a pas simplement juxtaposition, mais enchevêtrement des deux maladies constituantes ; elles se pénètrent réciproquement, et exercent l'une sur l'autre une action plus ou moins profonde qui se traduit par des syndromes cliniques complexes, parfois étranges.

Les fièvres palustres peuvent s'unir intimement à une autre maladie, l'aggraver, la modifier et même en suspendre le cours.

Paludisme et fièvre typhoïde (typho-malaria). — C'est l'association morbide la plus intéressante, la plus commune ; c'est le plus bel exemple des maladies proportionnées.

Ce terme a été l'objet de discussions sans nombre. S'il est vrai de dire que les mots servent à rendre la pensée plus nette, il est permis également d'affirmer que, en créant l'expression : fièvre typho-malarienne, on a réussi surtout à brouiller les idées que l'on pouvait avoir et sur la fièvre typhoïde et sur la malaria.

Historique. — Dans les écrits de Torti (1712), on retrouve peut-être des traces de cette fièvre typho-malarienne. L'auteur, éprouvant beaucoup de difficultés à distinguer les fièvres subcontinues des continues, créa, pour les résoudre, sa théorie de la fièvre proportionnée.

A cette époque lointaine, on confondait d'ailleurs facilement les fièvres paludéennes et les fièvres typhoïdes; mais peu à peu la séparation se faisait et à la fin du XVIIIe siècle, cette séparation était faite : ainsi l'atteste Cullen (1785).

Broussais, en renversant la spécificité étiologique des fièvres devait nuire à la manifestation de la vérité. Ainsi ses élèves, Bailly (1828), Nepple (1835), et en Algérie, à Bône, Heslein (1833), Maillot (1835), s'y reconnaissent à peine dans les fièvres paludéennes à symptômes multiples qu'ils observent. Maillot, cet esprit si juste, va jusqu'à dire que la fièvre pseudo-continue peut se transformer en fièvre typhoïde, par suite de la phlogose intestinale.

Félix Jacquot en 1843, signala l'existence d'une fièvre proportionnée paludéenne, que Frison étudia en faisant l'histoire de la fièvre typhoïde en Algérie (1867.)

L. Colin (1870), reprit la question, pendant son passage dans les hôpitaux de Rome.

Aux Etats-Unis, au Congrès de Philadelphie (1876), Woodward traite de cette fièvre typho-palustre, et le Congrès adopta cette proposition que la fièvre typho-palustre ne pouvait être considérée comme un type spécial de fièvre, mais paraissait résulter de l'influence combinée des causes qui produisent la malaria et la dothiénentérie.

Kiener (1877), à l'occasion d'une épidémie de fièvre typhoïde et de fièvres palustres, observée à Philippeville, fit un mémoire qui lui servit pour tracer avec

Kelsch, la symptomatologic de la fièvre typho-malarienne.

Après eux, citons Dupont (1878), qui étudia ces fièvres à la Guyane, Torrès-Homen (1879), Sorel (1880), Corre (1883). Ce dernier fait plusieurs classes de fièvres typho-malariennes : 1º fièvres typho-malariénnes dupliquées ou par association ; 2º fièvres typho-malariennes unifiées ou malariennes, typhoïdiformes. Ce serait pour lui une pyrexie engendrée sous l'action d'un infectieux unique (typho-malarien), agent composé d'un produit septique extérieur et du principe malarien ; 3º enfin les typho-malariennes transformées dans lesquelles la malaria devient typhique, sous l'influence d'une infection engendrée par l'organisme lui-même. Il faut rapprocher cette opinion de celle de L. Colin qui admet aussi la transformation de la fièvre malarique en fièvre typhoïde.

« Tout mouvement fébrile violent, dit-il, accompagné d'une altération profonde des sécrétions, et d'accidents gastro-intestinaux intenses comme ceux de la fièvre rémittente palustre, peut entraîner le développement spontané de la fièvre typhoïde. » Ces opinions cadrent mal avec nos idées courantes sur la spécificité morbide.

Pour d'autres auteurs : Momsen (1875), Cahan (1888), Savin (1894), Vitrac (1895), Vincent (1895), la fièvre typho-palustre est considérée comme une association de la fièvre typhoïde avec la malaria. Il en est de même pour Kelsch et Kiener. Les étrangers ne partagent pas tous cette manière de voir. Anaïs, Actken, Obedonare, Borelli, y voient une forme grave de la fièvre typhoïde, Manson en fait une entité morbide distincte.

Enfin, Scheube, dans son traité, distingue deux groupes de malaria typhoïde. Dans le premier, il range les cas de combinaison (superposition) des deux maladies ; dans le second, il range les cas de malaria propre, pure (eine reine malaria fieber), à phénomènes semblables aux phé-nomènes typhiques.

Dieulafoy disait : « J'admets bien cette association, mais je voudrais voir sur une même préparation le bacille d'Ebert et l'hématozoaire de Laveran. »

Ce desideratum a été rempli par H. Vincent, qui, à l'hôpital du Dey, à Alger, eut l'occasion d'étudier 17 cas de fièvre typho-palustre chez des militaires revenant de Madagascar. L'examen microscopique de frottis faits avec la pulpe de rate fraîche, étalée en couche mince, puis colorée soit par le liquide de Zielh, soit par le bleu phéniqué, révèle une quantité parfois considérable d'hé-matozoaires du paludisme... Lorsqu'on parcourt la pré-paration, on trouve en outre, à côté des corps de Lave-ran, des bacilles en forme de navettes ; ces bacilles ne prennent pas le Gram... Dans l'ensemencement du suc de la rate, on a trouvé un bacille mobile, ne liquéfiant pas la gélatine, et se développant sur pomme de terre sous forme d'une culture mince et humide non colorée. Ce bacille végète bien dans le bouillon phéniqué porté à la température de 42° ; il ne fait pas fermenter la lac-tose et n'agit pas sur le lait tournesolé... Ce micro-orga-nisme est donc le bacille d'Eberth. »

Symptomatologie. — La description de Kelsch et Kiener nous servira de guide. Il faut distinguer plusieurs cas :

1º Paludisme ancien, silencieux, fièvre typhoïde ré-veillant le germe malarique, mais conservant dans l'as-sociation le rôle prépondérant.

2º Paludisme antérieur, en évolution ; la fièvre typhoïde

s'y ajoute, mais reste subordonnée à la première infection.

Le premier cas est de beaucoup le plus fréquent ; certains médecins, en présence des symptômes palustres qui existaient si souvent dans la dothiénenterie d'Algérie, avaient méconnu la nature de celle-ci et avaient pensé à un antagonisme possible entre les deux maladies. (Boudin.)

Et cependant il ne faut pas exagérer cette constatation ; car il ne faut pas mettre sur le compte du paludisme tous les accès intermittents que l'on rencontre, soit au début, soit en plein cours, soit dans la convalescence de la dothiénentérie. L'intermittence se rencontre très souvent en dehors du paludisme, c'est ce qu'on ne saurait trop répéter.

Le second cas est beaucoup plus rare ; mais, dans l'un comme dans l'autre, il s'agit de maladies existant parallèlement, sans s'influencer d'une manière sensible.

3º Paludisme contemporain de la dothiénentérie. Il en résulte un processus mixte, véritable fièvre proportionnée présentant plus d'intérêt que les deux cas précédents.

En voici la description très succincte : « La maladie commence comme une véritable fièvre intermittente, avec accès qui ne cèdent pas au sulfate de quinine, puis la diarrhée s'établit, souvent bilieuse, avec épistaxis, bronchites, taches rosées, ballonnement, stupeur, délire, tous signes appartenant également à la dothiénentérie. Au paludisme ressortissent, dans la même période, la mélanémie, la tuméfaction rapide et souvent douloureuse du foie et de la rate, les allures périodiques ou irrégulières de la fièvre. La courbe thermique offre parfois des rémissions considérables, des accès pernicieux éclatent parfois avec le coma, l'algidité, du délire, de l'ictère généralisé. En cas de mort, à l'autopsie, on trouve les doubles lésions du paludisme et de la dothiénentérie.

En cas de guérison, la convalescence est traversée par des accès de fièvre rebelles qui peuvent provoquer tous les désordres du paludisme chronique.

Pareille description est évidemment purement schématique, car, dans certains cas, la maladie est moins proportionnée, si l'on peut dire : tantôt la fièvre typhoïde prend le dessus, tantôt le paludisme s'accuse davantage.

A la lecture du tableau clinique précédent, n'y a-t-il pas un rapprochement tout indiqué à faire entre la fièvre typho-palustre et ce que nous avons décrit ailleurs sous le nom de fièvre typhoïde à forme hépatique ? Certainement, mais à l'autopsie des individus morts de fièvre typhoïde à forme hépatique, on ne trouve que des lésions typhoïdiques et non des lésions palustres ; d'ailleurs, la tuméfaction du foie et de la rate est loin d'atteindre dans cette forme le degré qu'elle prend dans la typho-malarienne.

Au reste, si des infections diverses se rapprochent ainsi, c'est que les conditions cosmiques leur impriment certaines modifications analogues, ce qui n'ébranle en rien la spécificité morbide ; le rôle du climat est de diriger une affection, mais non de la transformer en une autre.

Kelsch et Kiener décrivent fort bien le type thermique de ces typho-malariennes : « Il y a des accès quotidiens bien distincts au début et à la fin des fièvres typho-paludéennes, mais aussi dans le cours de la maladie. Le frisson survient tout d'un coup par 39° ; la température

11

s'élève brusquement à 40° pour retomber, au bout de quelques heures, au milieu de sueurs abondantes, au taux habituel. La mélanémie, la concomitance de vomissements bilieux ou d'un léger ictère, la tuméfaction rapide du foie et de la rate, l'efficacité de la quinine marquent la signification de ces paroxysmes. »

Et plus loin : « L'élément paludique ne peut-il pas modifier plus profondément encore le type thermique de la fièvre typhoïde, et le couper par des rémissions complètes en pleine période d'état? Nous nous sommes posé cette question, en présence de certains faits d'une détermination difficile auxquels vraisemblablement a été souvent appliquée la dénomination de fièvres subcontinues. »

Généralement, la fièvre typho-palustre est fort grave, l'élément paludéen jetant l'organisme dans une déchéance profonde.

C'est peut-être parce que le paludisme touche très profondément le foie que la maladie proportionnée est plus sévère ; cette conclusion n'autorise pas à voir dans toutes les fièvres typhoïdes d'Algérie un élément palustre ; nous croyons avoir démontré que le climat et les conditions cosmiques agissaient souvent dans le même sens que l'infection paludéenne.

Parmi les accidents les plus fréquents de la typho-malarienne, nous citerons, avec Kelsch et Kiener, les morts subites et les hémorragies, accidents que nous avons trouvés fréquents dans la forme hépatique de la fièvre typhoïde d'Algérie, même quand le paludisme devait être écarté sans hésitation.

Diagnostic. — C'est surtout avec le diagnostic de la rémittente palustre-typhoïde que le diagnostic doit être fait.

Pour certains auteurs, il n'y a pas de différence spécifique entre la fièvre typhoïde et la rémittente typhoïde
palustre. MM. Kelsch et H. Vincent pensent que sous ce
nom de fièvres rémittentes typhoïdes se cachent souvent
des typho-malariennes ou des fièvres typhoïdes de courte
durée.

Voici les éléments du diagnostic : provenance du sujet
d'une localité marécageuse, où la fièvre typhoïde est rare,
quelques atteintes antérieures de fièvre, prompte efficacité du sulfate de quinine, pour la rémittente.

Souvent l'autopsie permet seule de faire le diagnostic, en
faisant constater dans la typho-malarienne les doubles
lésions de la malaria et de la fièvre typhoïde.

La conclusion de l'étude de Kelsch et Kiener est à rete-
nir : « Nous avons dû reconnaître notre impuissance
à établir dès aujourd'hui la démarcation absolue du
domaine de la fièvre typhoïde dans l'endémie algé-
rienne. »

Aujourd'hui, sans être parvenus encore à établir cette
démarcation, nous sommes en voie d'y arriver, car, d'une
part, le paludisme disparaît ou s'atténue considérablement dans certaines localités, et, d'autre part, le séro-
diagnostic constitue un guide des plus sûrs et des plus
cliniques dans les cas difficiles, surtout quand il est allié
à la recherche de l'hématozoaire.

Traitement. — C'est celui de la fièvre typhoïde (bains
froids et diététique habituelle). Il faut y ajouter le traitement de l'élément palustre, mais souvent la quinine
n'agit pas sur les accès qui impriment à la courbe de la
fièvre typhoïde une allure désordonnée. Il est nécessaire,
cependant, de l'administrer, pour enrayer les fâcheux
effets de l'intoxication paludéenne sur l'organisme. La

meilleure façon d'administrer la quinine dans ces cas, c'est de l'associer au sérum artificiel, d'en dissoudre par exemple 1 gr. 50 dans 250 grammes de sérum. De la sorte, on pourra éviter les eschares, et on sera sûr de l'absorption du médicament qui ne peut être absorbé par les voies digestives, étant donné le mauvais état de celles-ci.

Paludisme et dysenterie. — Les deux maladies peuvent s'observer simultanément. Autrefois, même, on allait jusqu'à considérer la dysenterie comme relevant étiologiquement de la malaria. C'était une erreur, née de ce que la dysenterie peut être coupée d'accès palustres, et que les maladies peuvent s'imbriquer l'une dans l'autre. Ce qu'on appelait la dysenterie intermittente s'entendait sans doute des cas où dysenterie et paludisme évoluaient en confondant plus ou moins leurs symptômes (dysenteries proportionnées).

Voici une observation de Cestin, rapportée par Kelsch et Kiener : « Un meunier, atteint de dysenterie depuis le 21 septembre et en voie d'amélioration, fût pris, le 29 au soir, d'un accès de fièvre, et, le lendemain, d'un nouvel accès plus fort. Chacun de ces accès donna lieu à une recrudescence des symptômes dysentériques. L'administration du sulfate de quinine s'opposa au retour de la fièvre, mais la dysenterie persista avec des caractères plus alarmants, et amena la mort quelques jours après. Selles sanglantes, très abondantes et d'une grande fétidité. »

D'autres fois, la dysenterie paraîtrait exercer une action favorable sur le paludisme, dont elle entraverait l'évotion (?).

Dans le cours de la maladie proportionnée, il n'est pas

rare de voir la dysenterie prendre tout à coup une allure fort grave, menaçante immédiatement pour la vie, et c'est ce qui a conduit certains à décrire une fièvre pernicieuse dysenterique, qui n'a pas plus d'existense que la dysenterie intermittente. C'est souvent le syndrome de l'accès pernicieux algide qui est réalisé, et l'algidité est fonction du poison dysenterique, mieux que du poison palustre.

Paludisme et variole. — Dans notre service de contagieux, à l'hôpital de Mustapha, nous avons assez souvent observé cette association, et nous avons toujours constaté une aggravation de la variole, évoluant en même temps que le paludisme. C'est alors que la variole est hémorragique, et cela dès les premiers jours. Laveran a constaté que pendant la période d'invasion de la variole, les hématozoaires disparaissaient du sang. Prince vit un cas de tierce très sévère guéri subitement, au cours d'une variole intercurrente.

Paludisme et scarlatine. — Sorbet en a signalé un cas.

Paludisme et typhus recurrent. — Le cas de Marmousky trouvant dans le sang d'un malade à la fois les spirilles d'Obermaier et l'hématozoaire de Laveran est cité par les auteurs.

Cette association existe avec une fréquence énorme aux Indes anglaises, et nous avons pu la constater en 1901, à Marathat-Hospital, à Bombay, hôpital destiné à recevoir uniquement des malades atteints de relapsing fever. Le diagnostic en est fort difficile, autrement que par l'examen du sang : en effet, l'évolution thermique si caractéristique du typhus récurrent est méconnaissable par suite de l'adjonction de l'élément paludéen, et, d'autre part, la quinine agit difficilement sur l'hématozoaire dans ce cas là, en sorte que les accès palustres réapparaissent avec persistance.

Paludisme et typhus exanthématique. — Lors de l'épidémie de fièvre intermittente qui a sévi en Allemagne, de 1894 à 1897, Schmidt rapporte qu'on observait des combinaisons de fièvre palustre avec le typhus, qui avait pris à ce moment une expansion presque pandémique. Ces formes mixtes évoluaient suivant la prédominance de l'un ou de l'autre élément comme un typhus intermittent et subintrant, ou comme une fièvre intermittente typheuse (Kelsch et Kiener).

Paludisme et scorbut. — Cette association était très fréquente au début de la conquête de l'Algérie. Haspel l'avait décrite sous le nom de fièvre putride scorbutique épidémique. On l'observa également pendant la guerre de Crimée. D'après Laveran, le résultat d'un tel complexus morbide était souvent la gangrène multiple.

Paludisme et syphilis. — La syphilis des pays chauds est très grave comme on sait. Est-ce le paludisme, cause de déchéance organique générale qui est cause de l'aggravation de la maladie ? On ne peut pas le démontrer. Le Dantec dit qu'il a soigné un ingénieur, qui avait été atteint de syphilis dans sa jeunesse, et qui, vingt ans après, contracta des fièvres paludéennes à Haïti. Alors la syphilis reparut et se signala par des accidents à tendance ulcéreuse, dont le traitement spécifique eut d'ailleurs rapidement raison. Et à ce propos, disons que le diagnostic de syphilis est souvent porté à tort dans les pays chauds. Il y a une foule d'accidents cutanés non classés et qui ne relèvent certainement pas de la syphilis : telles sont ces tumeurs framboesiformes, peut-être botriomicosiques, dont nous avons découvert un cas en Algérie avec Busquet (1).

Paludisme et diarrhée chronique des pays chauds (d. de Cochinchine).

De Santi (1892) qui soutient l'unicité de la dysenterie et de la diarrhée de Cochinchine, soutient également que le paludisme chronique serait la cause prédisposante habituelle de beaucoup la plus importante, aux deux syndromes morbides. De Santi va même plus loin. Il prétend que les selles bilieuses du début de la maladie sont semblables à celles qu'on observe chez les paludéens. C'est en somme, dit-il, de la diarrhée chronique palustre traversée de temps en temps par des poussées biliaires aiguës. Il n'est pas possible d'accepter cette opinion, tout en reconnaissant que des accès de fièvre bilieuse ou non, évoluent souvent en même temps que la diarrhée de Cochinchine, qu'ils aggravent. Les accès algides s'observent dans cette association, comme dans le cas de paludisme associé à la dysenterie.

Paludisme et tuberculose. — Un grand nombre de médecins ont cru pendant longtemps, à la suite de Boudin, qu'il existait un véritable antagonisme entre le paludisme et la tuberculose pulmonaire. Boudin avait remarqué que la tuberculose est moins fréquente en Algérie qu'en France, et il en avait conclu que les fièvres paludéennes, si répandues dans le pays, créaient une sorte d'immunité à l'égard du terrible fléau. C'est encore l'opinion de M. de Brun, qui exerce à Beyrouth.

Cet antagonisme n'est pas plus vrai que le prétendu antagonisme entre l'alcoolisme et la tuberculose, auquel

(1) *Arch. de parasitologie*, 1901.

on a ajouté foi pendant un certain temps. Or, pour l'une et l'autre de ces associations une explication semblable convient.

Il est certain que chez certains impaludés, présentant de la sclérose viscérale généralisée, les lésions tuberculeuses paraissent ne pas progresser, ce que l'on exprime en disant que chez eux la tuberculose est torpide, comme chez les arthritiques. Il en est de même d'ailleurs chez les vieux alcooliques cirrhotiques. On dit alors que l'antagonisme est un antagonisme d'*évolution*. Le bacille de Koch ne se généralise que difficilement, parce que les barrières de tissus scléreux l'encastrent, l'incarcèrent pour ainsi dire.

Dans d'autres cas, au contraire le paludisme chronique avec son cortège d'altérations viscérales, adultère le terrain, de manière à rendre celui-ci très apte à la germination du bacille de Koch. Ainsi le prouvent les observations de Marchiafava et Ferraresi (1881), et d'après eux on rencontre fréquemment la granulie chez les paludéens. Et cela nous permet encore de faire un rapprochement avec l'alcoolisme uni à la tuberculose. Chez les alcooliques, la tuberculose comme nous venons de le dire, peut marcher lentement, grâce à la sclérose qui bouche les voies de généralisation. Mais chaque excès de boisson peut entraîner une poussée granulique formidable, de même que chez les paludéens tuberculeux, chaque accès de fièvre peut donner lieu à une poussée de tuberculose aiguë.

Il y a, en somme, chez un paludéen chronique, lutte entre deux éléments, d'une part l'élément scléreux, d'autre part la débilitation générale de l'organisme ; tantôt c'est l'un, tantôt c'est l'autre qui prédomine ; de là des divergences chez les auteurs.

Quoiqu'il en soit il n'y a pas d'antagonisme vrai entre les deux maladies, l'hématozoaire de Laveran ne gênant en rien le développement du bacille de Koch. Si dans certaines circonstances on peut parler d'antagonisme d'évolution, il ne saurait être question d'antagonisme *pathogénique*.

Paludisme et diabète. — La glycosurie signalée par certains auteurs (Burdel) dans les accès palustres, est rare, et l'association entre le paludisme et le diabète, si elle peut exister, n'offre rien de spécial, le paludisme agissant comme un facteur débilitant quelconque.

Paludisme et infections mal caractérisées, (strep-tocoque, staphylocoque, coli-bacille). — Le streptoco-que, agent de l'érysipèle, germe facilement sur un terrain paludéen. Dans le paludisme chronique, les abcès, phleg-mons se produisent fréquemment, ce qui s'explique par les altérations cutanées. La cicatrisation des plaies est longue chez les paludéens chroniques, et les accidents phagédéniques ne sont pas rares, que le staphylocoque ou ou le streptocoque ou d'autres microbes soient en jeu.

H. Vincent a montré que le coli-bacille était suscep-tible de s'allier à l'hématozoaire de Laveran et de pro-duire ainsi une véritable maladie proportionnée, dont la symptomatologie ressemble à celle de la typho-malaria. A l'autopsie, on ne rencontre pas d'ulcérations de pla-ques de Peyer. Ces faits demandent à être confirmés, étant donné que la séparation du bacille d'Eberth et du coli communis n'est pas établie, et que ces deux microbes sont peut-être seulement deux variétés d'une même espèce (Ecole lyonnaise).

11.

Toutes les associations morbides que nous venons de passer en revue ne constituent pas des maladies proportionnées. La pneumonie, la fièvre typhoïde, la dysenterie, la fièvre récurrente (d'après nos observations de Bombay et celle de Marmousky) la coli-bacillose, unies à la malaria peuvent bien être qualifiées de proportionnées, étant donnée l'imbrication des symptômes. Mais les autres associations sont plutôt des maladies « juxtaposées » c'est-à-dire qu'en dépit de leur existence sur le même sujet, elles évoluent indépendamment l'une de l'autre sans confondre intimement leurs manifestations.

Paludisme et puerpéralité. — On croyait autrefois que la grossesse constituait une immunité à l'égard de la malaria. Cette opinion venait sans doute de ce que les femmes enceintes s'exposent moins que les autres aux émanations telluriques, puisque leur état les empêche souvent de prendre une part active aux travaux des champs. Nous avons publié deux observations dans lesquelles les femmes en cause ont contracté des fièvres paludéennes dès le début de leur grossesse.

Le paludisme est au contraire une complication très sérieuse de l'état puerpéral en général (Dupuy, Casset, Bonfils), de la grossesse en particulier, et cela à l'aide de plusieurs mécanismes faciles à comprendre. A ne considérer que l'accès de fièvre, on conçoit que le frisson, par les secousses violentes qu'il imprime à tout l'organisme. puisse provoquer des contractions utérines, prélude de l'avortement ou de l'accouchement prématuré. Dans le stade de chaleur, les dangers ne sont pas moindres, une température de 40° étant une cause de grande souffrance pour le fœtus.

Mais la malaria agit d'une façon plus générale sur l'organisme. C'est une maladie déglobulisante, et au cours d'attaques sévères, il n'est pas rare de voir se produire une débilitation, une anémie profonde en un espace de temps très limité. Ce sont là des circonstances susceptibles par elles-mêmes d'aggraver singulièrement le pronostic de la grossesse.

En dehors de ces effets généraux, le paludisme joue encore un rôle nuisible dans la grossesse, à l'aide d'un mécanisme que les leçons de Pinard et les travaux de ses élèves éclairent vivement. Ceux-ci ont établi l'importance des intoxications de source hépatique dans la grossesse, et ils ont expliqué l'éclampsie hépatique par des lésiosn du foie, cela d'après de nombreux examens tant cliniques qu'anatomo-pathologiques. Jusqu'à ces temps derniers, on attribuait aux crises d'eclampsie une origine toute rénale, parce qu'on rencontrait de l'albumine dans les urines. MM. Pinard et Bouffe de Saint-Blaise, ont montré que dans l'éclampsie le rein était touché d'une façon inconstante et peu profonde, tandis que le foie présentait des lésions constantes et sérieuses, l'albuminurie pouvant très bien être d'origine hépatique elle aussi (Bouchard, Teissier). Si donc la grossesse par le surmenage qu'elle impose au foie est pour cet organe une cause d'adultération, d'une part, si le paludisme se jette avec prédilection sur le même organe, d'autre part, on comprend que l'insuffisance hépatique menace à chaque instant la femme enceinte impaludée. Dans la thèse de Dupuy, il est parlé de trois cas d'éclampsie chez des femmes atteintes de cachexie palustre. Bonfils ne cite aucun cas ; mais il a fait sa thèse en France, tandis que Dupuy la fit en Algérie, où les lésions du foie à tous les degrés sont plus fréquentes.

Le paludisme agit donc à la fois sur la mère et sur le fœtus. Le placenta des paludéennes ressemble beaucoup au placenta des albuminuriques, même si l'urine n'a jamais contenu d'albumine. Ce qui résulte le plus fréquemment de l'infection paludéenne, c'est l'accouchement prématuré. D'après Pascali, cité par Bonfils, sur 34 cas de paludisme chez des femmes enceintes, il y aurait eu 25 accouchements prématurés, et seulement trois avortements ; six femmes auraient accouché à terme, statistique assez impressionnante comme l'on voit.

Les accidents sont naturellement en rapport avec l'intensité de la maladie. Les accès pernicieux sont très graves par eux-mêmes et sont capables d'entraîner l'avortement en plein fastigium. La cachexie palustre est aussi d'une gravité extrême.

Le fœtus arrive souvent mort. Sur 105 observations, Bonfils note la mort 33 fois, et surtout chez les femmes dont le paludisme datait de longtemps. S'il échappe à la mort, l'enfant naît très faible, parfois atteint d'accès de fièvre, le paludisme congénital, quoique rare, n'était guère contestable. La plupart du temps, l'enfant à terme ou non doit être mis en couveuse. Le rachitisme palustre du professeur Oppenheimer peut se concevoir, si l'on voit là une influence médiate du paludisme qui, par les troubles digestifs dont il est l'occasion, est susceptible de provoquer cette maladie.

Tout le monde admet aussi l'influence fâcheuse de la malaria sur les suites de couches. L'involution utérine est plus lente, les lochies plus abondantes, plus sanguinolentes. Il se produit même parfois des hémorragies dans le post-partum. La sécrétion lactée s'établit péniblement, et le lait est de qualité inférieure. Pendant les accès, il peut arriver que la sécrétion lactée soit totalement supprimée.

La puerpéralité réagit à son tour sur la malaria. La grossesse peut provoquer des accès de fièvre et peut aussi rendre pernicieux des accès qui n'avaient aucune tendance à le devenir. Il s'agit alors d'accidents pernicieux, et l'insuffisance hépatique joue certainement un rôle dans cette transformation.

On admet généralement que l'accouchement amène le retour d'accès de fièvre depuis longtemps disparus. Ritter disait au contraire que l'accouchement produisait une cessation complète des accès périodiques et que les suites de couches étaient indemnes de toute récidive. On explique généralement le réveil du paludisme à cette occasion, par l'assimilation de l'accouchement à un véritable traumatisme, et l'on sait depuis Verneuil, l'influence de traumatisme dans le réveil des accès paludéens. On pourrait penser tout simplement que la perturbation, produite dans l'organisme par l'accouchement, redonne de la vitalité aux hématozoaires enfermés dans la rate.

Dans les jours qui suivent l'accouchement, les accès paludéens peuvent faire croire à une complication redoutable, l'infection puerpérale. Il ne faut pas s'attarder à des considérations accessoires et l'on doit employer de suite la quinine. Si celle-ci n'agit point en ingestion, il faut l'administrer en injection hypodermique. C'est le seul moyen important, en dehors de l'examen du sang, que l'on ait pour distinguer les accès de l'infection puerpérale des accès paludéens, parce que, d'une part, les premiers surviennent parfois le matin et les seconds le soir, et que, d'autre part, les accès de la malaria s'accompagnent presque toujours d'une certaine fétidité des lochies.

Nous parlerons plus loin du traitement de la malaria chez les femmes enceintes, et nous verrons que l'on a accusé à tort le sulfate de quinine de provoquer l'avortement.

TROISIÈME PARTIE

Anatomie pathologique.

CHAPITRE PREMIER

PALUDISME AIGU

La lésion la plus constante, caractéristique du paludisme, c'est la mélanémie. Elle saute souvent aux yeux, parce qu'elle donne une coloration brun-noirâtre aux viscères, en particulier au foie, à la rate, au cerveau.

Cette coloration spéciale a bien été signalée maintes fois par les anciens auteurs, mais elle a été jusque dans la seconde motié du XIXe siècle considérée comme inconstante et nullement pathagnomonique. Des travaux récents, en particulier ceux de Kelsch et Kiener ont montré son importance diagnostique. C'est surtout d'après eux que nous allons l'étudier.

On peut distinguer trois périodes dans l'historique de la question du pigment noir.

Première période. — Découverte du pigment mélanémique ; il est supposé se former dans la rate. Ce sont les travaux de Meckel (1847), de Virchow (1848), de Tigri (1855), de Frerichs (1855) qui établirent la notion de l'existence du pigment noir dans le sang des paludéens et de sa production dans la rate. Frerichs vit que le pigment se trouvait parfois seulement dans la rate, parfois seulement dans la rate et le foie, et qu'il circulait dans le sang incorporé à des éléments en tous points analogues aux globules blancs.

L. Colin (1872) partagea cette manière de voir, et vit dans la production splénique du pigment le résultat de l'hyperémie habituelle de cet organe.

Deuxième période. — Le pigment est supposé se former dans le sang en circulation aux dépens de l'hémoglobine dissoute et se déposer ultérieurement dans les organes.

Arnstein (de Kazan) (1874) admet que le sang contient primitivement le pigment, qui apparaît pendant l'accès fébrile et va dans l'apyrexie se fixer dans certains organes où la circulation est normalement ralentie (foie, rate, cerveau, moelle des os). Kelsch (1876-1877-1880) établit nettement que le pigment noir se forme primitivement dans le sang, parce que d'après la pathologie expérimentale, on voit que des particules de cinabre injectées dans les veines vont précisément se fixer dans les organes, où l'on voit le pigment des paludéens s'emmaganiser.

Troisième période. — Le pigment noir se forme dans le sang circulant, par suite de la destruction des globules rouges par le parasite de Laveran, et le pigment n'est que de l'hémoglobine transformée qui est absorbée et convoyée par les globules blancs. (Laveran, Marchiafava et Celli, etc.). Ce pigment du sang n'est donc pas différent de celui qu'on rencontre dans la substance des hématozoaires.

Le pigment noir se présente sous forme de petits grains arrondis, ou un peu irréguliers, avec des contours mousses, mesurant au plus 1 μ de diamètre. Leur couleur varie du brun ou du sépia au noir le plus foncé. Les acides forts, chlorhydrique, sulfurique, même concentrés et bouillants, restent sans action sur le pigment. Les alcalis, au contraire (potasse et ammoniaque), l'attaquent et le font passer au brun clair ou au jaune chamois. Le sulfure d'ammonium le dissout rapidement et complètement. C'est dire que ce pigment ne contiendrait pas de fer comme le pigment ocre, mais sa composition chimique est inconnue, et des réactions nouvelles décèleront peut-être un jour la présence du fer.

On peut voir sous le microscope l'absorption des grains de pigment par les leucocytes, et c'est en étudiant les gros leucocytes mélanifères que Laveran découvrit le parasite du paludisme. C'est au moment où la rosace éclate que le pigment devient libre et est absorbé. Dans la rate non seulement on trouve de petites et de grosses masses de pigment incluses dans les macrophages, dans les petites cellules et dans l'endothélium, mais on peut observer dans un seul et même phagocyte des globules rouges entiers — quelquefois au nombre de huit ou neuf, la plupart contenant des parasites — outre les parasites libres, le pigment libre et l'hémoglobine pigmentée. Quelquefois un phagocyte chargé de pigment est inclus dans un autre phagocyte, et même celui-ci dans un troisième. (Manson, traduction française.)

Le pigment est inégalement distribué dans les vaisseaux du corps humain. C'est dans la veine splénique qu'il est le plus abondant, probablement parce que la rate est l'organe où les hématozoaires existent en plus grand nombre. Dans la veine splénique, on voit, outre les leucocytes mélanifères ordinaires, de grandes cellules qui ne sont autres que les cellules de la rate et sont chargées de pigment noir.

Dans le sang de la veine porte, on voit encore les grandes cellules de la rate imprégnées de pigment, mais ces cellules ont disparu dans le sang de la veine sus-hépatique, le foie les ayant absorbées probablement.

Les cellules hépatiques ne renferment pas de pigment, à l'inverse de ce qui s'observe pour la rate ; mais ce pigment est très abondant dans tout le réseau vasculaire de l'organe. Les capillaires en sont comme injectés.

La moelle osseuse est aussi comme la rate et le foie très riche en pigment, qui est surtout inclus dans les grandes cellules caractéristiques de ce viscère, pouvant mesurer 20 μ et renfermant quelquefois des globules sanguins.

En dehors du foie, de la rate et de la moelle osseuse, le pigment noir se rencontre dans la circulation générale, mais il n'est plus déposé dans les tissus : il est toujours renfermé dans l'appareil vasculaire, sauf pour les ganglions lymphatiques du hile du foie, dans lesquels le pigment est incorporé à de grandes cellules ou bien à la pulpe même.

Les vaisseaux du cerveau, de la pie-mère, de la choroïde sont bourrés de pigment, et l'on a voulu ainsi expliquer la production des accès pernicieux (thromboses pigmentaires et parasitaires). On les dirait injectés avec une matière pulvérulente. (Laveran, Marchiafava et Celli.)

Donc le pigment se montre partout, mais inégalement distribué, dans le système vasculaire. En ce qui concerne les organes d'élection (rate, moelle osseuse, ganglions du foie), on voit que le pigment est réparti dans toutes les parties de l'organe, mais principalement dans les veines, les sinus veineux. Il n'y a guère que les travées fibreuses de la capsule qui ne seraient pas infiltrées de pigment noir.

Valeur sémiologique du pigment mélanémique. — Elle est considérable, comme nous l'avons dit. La mélanose n'existe pas dans une autre maladie, au moins à un tel degré. Dans certaines maladies, anémie pernicieuse, diabète bronzé, etc., c'est plutôt le pigment ocre ou ferrugineux que l'on rencontre alors. Dans les cancers mélaniques, il s'agit bien de pigment noir, mais ce phénomène est tout à fait transitoire, dû au passage dans le sang de certaines cellules de la tumeur.

Pigment ocre. — Ce pigment, également très répandu chez les paludéens, contribue à donner aux tissus la coloration spéciale que tous les auteurs signalent. Ce pigment ocre a souvent été confondu avec la mélanine (pigment noir) dont il doit être distingué. Il ne demeure pas dans le système vasculaire. Il se trouve inclus dans les tissus, et sa présence, irritante pour eux, détermine des lésions plus ou moins caractéristiques. Son influence est donc plus nocive que celle du pigment noir. Il est évidemment de nature ferrugineuse, parce qu'il donne les réactions du fer avec le sulfhydrate d'ammoniaque et le cyanure double de fer et de potassium. Auscher et Lapique qui l'ont étudié lui ont donné le nom de rubigine. C'est ce pigment que l'on rencontre le plus fréquemment dans les mélanoses de toute nature (Voir la *Thèse* de Toledo y Herrarte : De la mélanose hépatique, Paris, 1894), dans le diabète bronzé, dans l'anémie pernicieuse, dans la fièvre bilieuse hémoglobinurique, en un mot dans toutes les affections hémolytiques. Il appartient plutôt au paludisme chronique qu'au paludisme aigu.

Lésions des tissus. — *Sang.* — Rien d'appréciable à l'œil nu. Au microscope, éléments pigmentés en nombre variable contenus dans des leucocytes. Quelques heures après la mort, les hématozoaires perdent de leur netteté ; il faut les chercher dans la circulation capillaire du cerveau, des poumons, de la rate, de la moelle des os, du foie. Si l'on veut étudier le pigment, il faut diluer une goutte de sang dans une petite quantité de sérum artificiel (Kelsch), à peu près un volume double de la goutte.

Rate. — Il faut recueillir pour l'examen microscopique, à l'aide d'une pipette, quelques gouttes du sang de la veine splénique. Ce sang renferme toujours un grand nombre d'hématozoaires et de cellules pigmentées (leucocytes et macrophages).

Voici le procédé de Bignami mentionné par Laveran pour l'étude de l'hématozoaire dans les tissus :

1° Comme moyen de fixation : l'alcool absolu ou la solution de sublimé à 1 p. 100 à laquelle on ajoute 0,75 p. 100 de chlorure de sodium et 0,50 p. 100 d'acide acétique : les pièces restent dans ce liquide de un quart d'heure à quelques heures, suivant leur volume ; elles sont durcies ensuite dans l'alcool absolu.

2° Pour la coloration des pièces : la solution aqueuse de safranine, la solution de bleu de méthylène avec 1 p. 10.000 de potasse, la vésuvine en solution aqueuse, le brun de Bismarck et le rouge magenta de Grübler.

D'après Barker, la liqueur de Flemming donne de bons résultats pour la conservation et la fixation des pièces destinées à l'examen anatomo-pathologique.

La boue splénique peut être examinée de suite par dissociation. On y trouve un grand nombre d'hématozoaires et principalement des corps en rosace qui, nous le savons, sont très rares dans le sang périphérique,

La rate, dans les autopsies d'individus morts d'accès pernicieux est presque toujours augmentée de volume, sauf dans les cas où la mort a été excessivement rapide. Son poids atteint 7 à 800 grammes, au lieu de 150 à 200 grammes, poids habituel. La capsule est tendue, éraillée en certains points, ce qui explique la facilité des ruptures pendant la vie. Tout l'organe est le siège d'une vive congestion, et le parenchyme est ramolli, au point de former comme une boue liquide noirâtre, comparée par Maillot à une dilution de chocolat dans l'eau.

Cette coloration noire est très marquée et se constate à l'œil nu ; elle présente des tons différents, variant du rouge brun au noir d'ardoise (Rhô).

A l'examen microscopique, on constate la dissémination du pigment dans tous les éléments de la rate, sauf dans les gaînes fibreuses et les corpuscules de Malpighi.

Les cellules de la pulpe sont très pigmentées. Le pigment noir est le plus habituellement constaté, mais il peut y avoir aussi du pigment ocre, surtout quand il s'agit de paludéens ayant subi plusieurs atteintes de fièvres.

Foie. — Le foie est augmenté de volume, son poids moyen étant de 1.920 grammes avec un maximum de 2.250. L'augmentation de volume est donc loin d'égaler proportionnellement celle de la rate. Il contient du sang en plus grande quantité qu'à l'état normal, mais parfois en cas d'anémie globulaire intense, au lieu d'être hyperémié, il est presque exsangue et de coloration pâle. Dans le sang, on décèle un grand nombre de parasites de toutes formes.

La couleur du foie est d'ailleurs variable, en raison aussi de la nature et de la quantité des pigments déposés dans son tissu. Une première gamme de nuances comprend les colorations gris de fer, bleu d'acier, graphite et noir de jais, dues à la prédominance du pigment mélanémique. Une deuxième gamme de nuances s'étend du brun sombre au brun clair et au jaune sale, café au lait. Ces nuances sont dues en partie au sang contenu dans les vaisseaux, en partie au pigment insoluble de couleur ocre, contenu dans les cellules hépatiques (Kelsch et Kiener.

Le foie est rarement d'une couleur franchement ictérique, parce que l'hypersécrétion biliaire, si marquée soit-elle, ne peut donner une coloration très jaune, en raison de la présence du pigment noir.

Dans quelques cas, particulièrement quand la maladie a été prolongée ou lorsque la destruction globulaire a été particulièrement intense, on peut trouver dans le tissu hépatique des vestiges d'irritation nutritive et inflammatoire.

En pareil cas, une diapédèse de leucocytes s'observe çà et là dans les gaînes de Glisson ; les cellules endothéliales des vaisseaux capillaires sont par places, tuméfiées et proéminentes dans la lumière ; enfin, dans quelques acini, les trabécules sont élargies par suite de la tuméfaction des cellules hépatiques, et l'on distingue dans celles-ci des noyaux géants ou des noyaux multiples.

Ces lésions sont toujours discrètes dans les cas aigus, et l'on n'observe que rarement cette structure à gros

grains qui est le premier indice de l'hépatite parenchymateuse.

Le plus souvent la surface des coupes est parfaitement
lisse, et les cellules ne présentent d'autre altération que
la pigmentation ocre (Kelsch et Kiener).

Moelle osseuse. — C'est au fémur (partie supérieure),
que les lésions sont le plus appréciables. La moelle
osseuse a une coloration brune, et elle est diffluente
comme la rate. Le pigment noir est accumulé dans les
vaisseaux et le tissu : les granules et blocs de pigment
ocre sont renfermés dans la trame et dans les cellules.
Les corps en rosaces et les croissants sont très fréquents.

Reins. — Dans les accès pernicieux, ils sont légèrement
augmentés de volume, de coloration foncée parfois
claire (en cas d'anémie globulaire considérable). Sur la
surface, on voit des taches noires qui sont produites par
des amas de pigment.

La capsule se décortique facilement.

Au microscope, les tubes sécréteurs (tubes contournés
et branches larges de l'anse de Henle), sont obstrués par
du pigment. Les cellules sont tuméfiées, bosselées, infiltrées d'une sécrétion hyaline, qui pénètre dans les tubes
à l'état de boules ou de cylindres. Dans les anses capillaires des glomérules on note également du pigment en
quantité plus ou moins considérable.

Si la maladie a duré, des lésions de néphrite peuvent
se dessiner, néphrite qui se dirige tantôt dans le sens de
la sclérose, tantôt dans le sens de l'hypertrophie épithé-
liale (Kelsch et Kiener). Nous y reviendrons à propos du
paludisme chronique, mais répétons que pour beaucoup
d'auteurs le rein n'est pas touché profondément par le

paludisme seul, non associé à d'autres infections ou intoxicatians.

Poumons. — Il y a peu d'altérations, à part le dépôt de pigment dans les capillaires.

Pie-mère et cerveau. — La pie-mère présente une coloration jaune sale ou brunâtre due à la fois au pigment noir et au pigment ocre. Ce dernier se présente sous deux formes ; fines granulations et grosses gouttes, les premières siégeant très nombreuses dans le protoplasma des cellules des parois capillaires ou des cellules conjonctives, les secondes siégeant uniquement dans la gaîne lymphatique périvasculaire. Les vaisseaux sont congestionnés et obstrués en beaucoup de points par des amas pigmentaires, d'où des thromboses, et des suffusions sanguines.

Le cerveau présente également une coloration caractéristique, brune et même noire, à cause du pigment contenu dans les vaisseaux. Cette coloration est propre à la substance grise, très riche en vaisseaux, inappréciable dans la substance blanche, qui ne contient que peu de vaisseaux.

C'est dans les cas de fièvre pernicieuse à forme délirante ou comateuse que les parasites se montrent en plus grande quantité dans les vaisseaux cérébraux.

Il n'existe en général aucune altération des cellules nerveuses (Laveran).

Péritoine. — Les lésions seraient surtout fréquentes dans les accès pernicieux à forme algide. La coloration de l'épiploon est d'une nuance ardoisée ou brunâtre.

On trouve au microscope : les vaisseaux oblitérés par des amas de pigment noir contenus dans les leucocytes, les cellules endothéliales et conjonctives infiltrées de pigment ocre, l'extravasation de leucocytes autour des vaisseaux, ce qui peut donner lieu à une prolifération embryonnaire, très marquée dans les cas anciens.

Cœur. — Il est souvent flasque, mais cette flacidité est loin d'être aussi marquée que dans la fièvre typhoïde, à moins que la maladie n'ait duré un peu, ou qu'il y ait eu des complications (infections diverses), ou de l'alcoolisme.

Système lymphatique. — Les ganglions lymphatiques, à part ceux du hile de foie, sont intacts, et on ne peut déceler de pigment que dans les vaisseaux. C'est dire que les lymphatiques ne sont pas une voie de propagation pour les corps de Laveran, pigmentés ou non ; mais il est permis de penser que le pigment s'élimine comme tous les pigments par les voies lymphatiques. En effet, chez les individus morts quelque temps après des accès de fièvre, des suites d'une infection intercurrente banale, on peut voir que le pigment a disparu en partie des vaisseaux, et qu'au contraire, il s'est réuni dans les lymphatiques. Ceux-ci doivent le transporter dans les ganglions, où il subit la désintégration, comme toutes les autres sortes de pigment.

CHAPITRE II

Sang. — Il y a diminution du nombre des globules, dont la plupart sont altérés, altération indiquée surtout par l'augmentation de diamètre. La teneur en hémoglobine est fort diminuée.

Les leucocytes sont moins nombreux qu'à l'état normal, sauf dans les poussées aiguës, où leur nombre augmente subitement, en même temps qu'apparaît le pigment noir, généralement absent du sang des paludéens chroniques.

Rate. — Elle est à peu près constamment le siège d'une hypertrophie, pouvant être considérable; son poids peut atteindre un kilogramme, un kilogramme et demi et plus.

La consistance est d'une façon générale très ferme. La capsule est épaissie, mais inégalement: il y a des points où elle est très amincie. Elle est reliée aux organes voisins par des tractus fibreux, constituant des adhérences plus ou moins solides. Le parenchyme a la couleur de la chair musculaire, à moins que la mort ne soit survenue à la suite d'accès pernicieux; dans ce cas, c'est la teinte noirâtre, caractéristique du paludisme aigu, que l'on constate.

Le pigment noir se rencontre dans la pulpe, dans les capillaires veineux.

Dans l'intérieur des cellules, on trouve des granulations ocre, mélangées aux granulations noires (Kelsch et Kiener.)

Des tractus fibreux parcourent toute l'épaisseur du parenchyme, et proviennent évidemment des plaques fibreuses de périsplénite que l'on distingue à la surface de l'organe.

Foie. — Le foie est hypertrophié, mais moins que la rate. Son poids atteint deux, trois et quatre kilogrammes. La capsule est parsemée de plaques blanches de périhépatite. La glande est lisse en général, quelquefois mamelonnée, à la surface et sur les coupes, mais ce dernier aspect est plutôt propre à la cachexie paludéenne. Dans le paludisme chronique, il n'y pas encore d'hépatite, ni de cirrhose.

Voici d'après Kelsch et Kiener, le résumé des lésions histologiques rencontrées dans le foie. « Hyperhémie intense et généralisée, accumulation dans les vaisseaux capillaires de leucocytes et de cellules migratrices, hypertrophie et léger degré d'hyperplasie des cellules glandulaires, surcharge lymphoïde des gaines de Glisson et quelquefois cirrhose commençante, tout cela justifiant la dénomination d'hyperémie phlegmasique sous laquelle nous avons désigné ces lésions. »

Reins. — A cette période du paludisme, les reins sont engorgés. Leur volume et leur poids sont augmentés. Leur couleur est d'un rouge plus ou moins sombre, indiquant l'hyperémie de toutes les parties constituantes.

L'épithélium glandulaire est envahi par le pigment

ocre ; la sclérose se dessine déjà, et un certain nombre de glomérules sont en voie de transformation fibreuse.

Appareil respiratoire. — On trouve les lésions de la broncho-pneumonie chronique : épaississement et aspect ecchymotique de la muqueuse bronchique, dilatation uniforme ou partielle des bronches, emphysème vésiculaire ou sous-pleural, induration grise ou ardoisée du parenchyme, noyaux d'atelectasie ou de pneumonie catarrhale. Laveran a défini ces lésions au point de vue histologique. Il a vu qu'elles consistaient en de la sclérose périlobulaire et péribronchique, de l'épaississement des cloisons alvéolaires et dans la transformation des cellules plates des alvéoles en un épithélium cylindrique sans cils vibratiles.

Les lésions des autres organes dans le paludisme chronique ne sont pas intéressantes. Elles tiennent le milieu entre les altérations déjà décrites du paludisme chronique et celles que nous allons décrire d'après Kelsch et Kiener comme appartenant à la cachexie paludéenne.

CHAPITRE III

CACHEXIE PALUDÉENNE

Nous avons déjà dit qu'au point de vue clinique la démarcation était difficile à établir entre le paludisme chronique et la cachexie paludéenne ; et nous pouvons répéter cette réflexion à propos de l'anatomie pathologique.

Pour beaucoup d'auteurs, ou bien les lésions dont nous allons parler ne ressortent pas au paludisme, mais à des complications, ou bien elles appartiennent au paludisme chronique.

Au point de vue anatomo-pathologique, Kelsch et Kiener distinguent la cachexie avec surchage ferrugineuse des organes (siderosis), la cachexie avec atrophie des organes, et la cachexie avec dégénérescence amyloïde.

a) *Siderosis.* — La rate est extrêmement volumineuse ; sa capsule est épaissie et unie aux organes voisins par des bandes fibreuses. La sclérose de l'organe est beaucoup plus marquée que dans le paludisme chronique. Elle est interstitielle ou parenchymateuse, ou mixte. A côté des parties sclérosées, il y a des parties fortement hyperémiées. Peu de pigment, sauf dans les points où la structure glandulaire est conservée, et ce pigment semble suivre les voies lymphatiques.

Moelle osseuse. — Elle est rouge et molle, quelquefois diffluente. Les cellules contiennent du pigment ferrugineux diffusé dans leur protoplasma ou réuni en grosses gouttes réfringentes et jaunes.

Ganglions lymphatiques. — Ils ne sont altérés qu'au niveau du hile du foie, du pancréas ou de la rate. Leur coloration est jaune rougeâtre, leur tissu ferme et sec. Beaucoup de pigment dans les follicules où les sinus lymphatiques de la zone corticale, un peu moins dans les cordons de la substance médullaire.

Foie. — Le foie est constamment augmenté de volume. La capsule est adhérente ; le tissu est ferme et coriace. Surface lisse ou mamelonnée.

On trouve au microscope du pigment ferrugineux accumulé dans les cellules hépatiques, qui sont tuméfiées et dégénérées, le protoplasma étant devenu très pâle. La bile est épaisse, circulant mal, et stagnante en beaucoup de points. Enfin la cirrhose est manifeste. Cette cirrhose est irrégulière, apparaissant par îlots disséminés dans les points où le pigment s'est déposé en grande quantité.

Reins. — Le pigment est ici moins abondant que dans le foie. Kelsch et Kiener ont trouvé trois fois cette surcharge ferrugineuse des reins.

Les reins ont une coloration brunâtre particulièrement marquée dans la substance corticale. Leur consistance est ferme et sèche, leur capsule épaissie et un peu adhérente. On trouve également des lésions dégénératives plus ou moins nettes avec de la sclérose diffuse.

b) *Cachexie avec atrophie des organes.* — Ici la sidérose existe encore, mais elle n'atteint pas le degré constaté dans la forme précédente, et n'est pas la cause de l'atrophie des organes, ni des dégénérations qui accompagnent celle-ci. La rate est toujours hypertrophiée, alors que le foie, les reins et le cœur sont atrophiés : mais il y a cependant des cas où la rate a subi un processus atrophique.

En ne s'occupant que du foie, dont les lésions sont les plus intéressantes, on peut distinguer : 1º la cachexie avec atrophie ischémique du foie ; 2º la cachexie avec atrophie hypérémique du foie.

c) *Cachexie paludéenne avec dégénérescence amyloïde.* — Cette forme est exceptionnelle et contestée par beaucoup d'auteurs, qui ne font pas dépendre de la malaria seule la dégénérescence amyloïde.

CHAPITRE IV

Tels sont les traits principaux du paludisme chronique et de la cachexie paludéenne, au point de vue anatomo-pathologique. Outre les lésions décrites, Kelsch et Kiener ont signalé dans le poumon et dans le foie des modifications anatomiques, dont il est utile de dire quelques mots.

Poumon. — A la période des hypérémiés phlegmasiques, c'est-à-dire à cette période où les organes engorgés par le paludisme chronique sont susceptibles de donner accès à des germes morbides divers, le pneumocoque intervient pour hépatiser le poumon, et le caractère spécial de ces pneumonies réside dans les fluxions hémorragique et séreuse, et la tendance à la purulence.

Le poumon peut aussi être le siège d'un processus chronique (Keschl, Lancereaux, Laveran). Les altérations macroscopiques sout celles de la pneumonie chronique interstitielle, ou induration grise, ardoisée (Andral, Grisolle, Charcot d'après Laveran). Ce dernier en donne la description suivante :

« Le parenchyme pulmonaire est induré, résistant, d'une teinte grisâtre, marbrée ; le tissu pulmonaire trans-

formé présente une résistance fibreuse, et on distingue
sur les coupes de nombreux tractus fibreux. Les bronches sont souvent dilatées et ulcérées. Il n'y a pas de
lésions tuberculeuses.

L'examen des coupes histologiques montre que les
altérations portent principalement sur la trame conjonctive du poumon ; le tissu conjonctif s'infiltre d'éléments
embryonnaires, et ces éléments ne tardent pas à subir la
transformation fibreuse.

La cirrhose est à la fois périlobulaire et intralobulaire ;
chaque lobule présente à sa circonférence un anneau
fibreux, et, au centre, un deuxième anneau qui entoure
la bronchiole centrale et l'artériole qui l'accompagne.
Les cloisons alvéolaires, épaissies également, forment
une espèce de stroma embryonnaire d'abord, puis
fibreux. On trouve çà et là des fragments de pigment.

Foie (*Hépatites*). — Kelsch et Kiener décrivent les
hépatites chroniques paludéennes et les divisent en deux
grands groupes : 1º l'hépatite parenchymateuse nodu-
laire ; 2º les cirrhoses.

Toutes les hépatites ont un lien commun entre elles,
et ce lien c'est l'hépatite parenchymateuse. Tantôt loca-
lisée en foyers multiples, elle aboutit à des formations
épithéliales d'une organisation élevée, mais d'une durée
passagère. D'autres fois, elle aboutit à une cirrhose épi-
théliale avec sclérose conjontive. Ce mélange de lésions
indique bien pourquoi le foie présente des aspects variables, tantôt lisse, tantôt granulé, tantôt hypertrophié,
atrophié ou de volume normal.

Le type le plus commun, c'est la cirrhose atrophique,

multilobulaire et périlobulaire. On ne peut, en somme, la distinguer de la cirrhose de Laennec.

La cirrhose hypertrophique est moins fréquente.

M. Laveran nie l'hépatite parenchymateuse miliaire, telle que l'ont décrite Kelsch et Kiener, ou du moins il ne l'a pas retrouvée en Algérie.

QUATRIÈME PARTIE

Maladies parapaludéennes.

Nous adoptons cette expression de Le Dantec. C'est par
analogie avec les affections parasyphilitiques que ce
terme peut être employé. Dans les unes comme dans les
autres, le traitement spécifique n'agit pas : il peut même
nuire. Cependant, nous ne suivrons pas entièrement Le
Dantec dans sa description, car alors le cadre des affections parapaludéennes devrait être par trop étendu. Les
auteurs qui assignent au tabes une origine syphilitique
disent que le tabes ne peut se développer que sur un
terrain syphilitique, et qu'aucune autre cause que la syphilis n'est productrice de tabes. La maladie de Raynaud
ou asphyxie locale des extrémités, que Le Dantec range
dans les maladies parapaludéennes, peut se produire indépendamment de toute atteinte paludéenne. Il en est de
même de l'anémie pernicieuse. Il n'est donc pas juste de
mettre ces affections à côté de la fièvre bilieuse hémoglobinurique, qui elle au moins ne peut se rencontrer que
chez les paludéens, et que nous jugeons à l'heure actuelle
être la seule à mériter le nom de parapaludéenne ; recon-
naissons toutefois que, plus tard, le nombre des maladies
de cette catégorie pourra être augmenté.

FIÈVRE BILIEUSE HÉMOGLOBINURIQUE. (Syn. : Fièvre héma-
turique, fièvre à urine noire, blackwater fever.)

On désigne sous ce nom une maladie fébrile procédant
par accès, caractérisés par un violent frisson, une élévation brusque de la température, des vomissements bilieux, de l'ictère et de l'hémoglobinurie.

On l'a cru longtemps cantonnée à Madagascar et dans
l'Afrique intertropicale. C'est qu'elle était méconnue ou
moins répandue qu'aujourd'hui. En réalité, elle existe
dans toutes les contrées tropicales, et on peut en rencontrer même dans l'Afrique du Nord, même en Grèce et
en Sicile.

Etiologie. — Elle frappe surtout les Européens, les
indigènes paraissant jusqu'à un certain point immunisés
contre elle. Ce n'est généralement pas dès l'arrivée que
les Européens sont atteints de la maladie, mais plutôt
après plusieurs années de séjour, alors qu'ils ont déjà
subi plusieurs atteintes de fièvres paludéennes. De plus,
la fièvre hémoglobinurique est beaucoup plus fréquente
dans la saison fraîche et sèche que dans la saison chaude
et humide (hivernage), à l'inverse des accès palustres.
Sous les tropiques, et des médecins militaires nous l'ont
déclaré, le paludisme peut sévir avec intensité dans les
plaines, et la fièvre hémoglobinurique faire des ravages
sur les hauteurs, sur les plateaux. Ainsi, à Madagascar,
des malades ayant contracté le paludisme sur le littoral,
étaient pris d'accès hémoglobinuriques quand ils rega-

gnaient Tananarive, c'est-à-dire les régions plus élevées
et plus salubres.

Comme causes occasionnelles, on peut citer le coup de
froid, un traumatisme, du surmenage, etc., toutes causes
banales.

Symptomatologie. — L'hémoglobinurie, les vomissements bilieux avec ictère, l'élévation thermique se manifestent en même temps. La maladie commence comme
un accès palustre ordinaire, dans lequel on constate les
symptômes caractéristiques. C'est le premier qui est le
plus constant; les vomissements bilieux avec ictère et la
fièvre peuvent manquer ou être fort atténués. Le malade
est particulièrement brisé et éprouve de violentes douleurs dans les reins, comparables à la rachialgie de la
variole ou au coup de barre du typhus amaril.

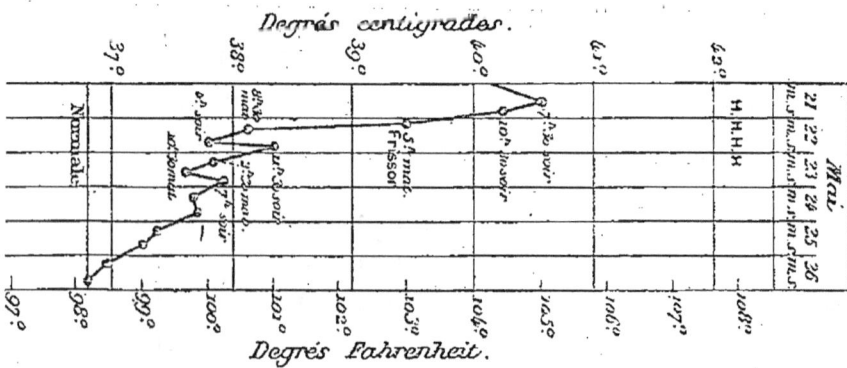

Fig. 19. — Courbe thermique d'un accès hémoglobinurique ayant
eu lieu en Angleterre ; infection contractée au Congo. — Guérison. — H = Hémoglobinurie (d'après Manson).

En même temps que les vomissements bilieux, on constate de la diarrhée bilieuse ou de la constipation, et la
tuméfaction du foie et de la rate, qui sont douloureux à
la pression.

13

L'urine est foncée, variant du rouge cerise au noir malaga ou porto. Elle ne contient pas de globules de sang, ou ceux-ci sont extrêmement clair-semés. C'est la matière colorante du sang qui s'élimine par l'urine ; il s'agit donc d'hémoglobinurie et non d'hématurie. L'urine abandonnée à elle-même laisse au fond du verre un dépôt composé de cylindres hyalins et hémoglobinuriques, et des grains de pigments divers. L'acide azotique ou la chaleur indiquent que l'urine contient de l'albumine en quantité considérable.

Au bout de quelques heures (10, 12, 24 et plus), la fièvre tombe au milieu de sueurs abondantes. L'ictère disparaît graduellement, et l'urine qui pendant l'accès était rare, est rendue copieusement, revenant peu à peu à sa coloration normale.

D'autres fois, et c'est plus fréquent, car la fièvre hémoglobinurique est très grave, au bout de quelques jours de fièvre, la température se maintenant élevée, la mort arrive, accompagnée des mêmes symptômes et en plus d'anurie.

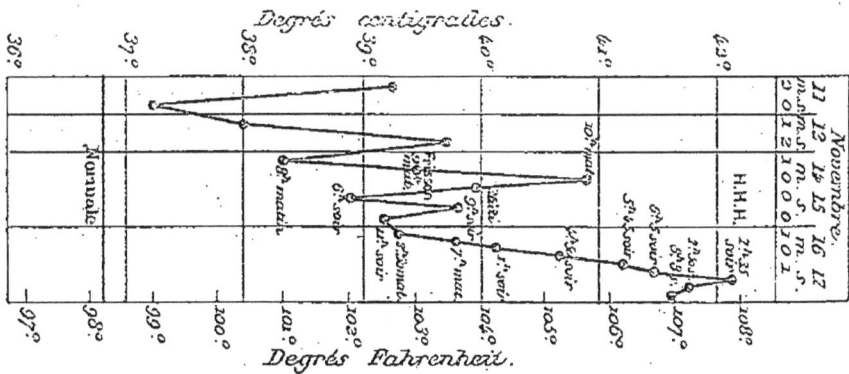

Fig. 20. — Courbe thermique d'une rechute de fièvre hémoglobinurique chez le même malade (fig. 19) peu après son retour du Congo. Mort, H = Hémoglobinurie (d'après Manson).

La fièvre hémoglobinurique est une maladie à rechutes. Au bout de quelques jours d'apyrexie, un nouvel accès éclate, et présente généralement plus de gravité que le premier. D'autres fois, il n'y a pas d'apyrexie complète entre les accès, qui deviennent subintrants, la maladie pouvant ainsi durer une dizaine de jours, comme une rémittente bilieuse ordinaire.

Les suites de la bilieuse hémoglobinurique sont sévères, et se signalent par l'apparition d'une néphrite, qui peut évoluer rapidement.

Anatomie pathologique. — Tous les organes sont plus ou moins colorés en jaune par l'infiltration de la matière colorante biliaire circulant dans le sang.

Le cœur est ramolli, s'affaissant sur la table d'autopsie. La fibre cardiaque est pâle, dégénérée.

Le foie et la rate sont hypertrophiés et présentent les lésions du paludisme chronique.

Les reins sont un peu tuméfiés et hypérémiés. Les tubuli sont remplis de pigment hémoglobinurique, qui peut se trouver mélangé au pigment ocre et au pigment mélanique. D'autres fois, on trouve les altérations de la néphrite parenchymateuse (gros rein blanc) dans les cas qui ont duré.

Diagnostic. — Dans les pays chauds, il faut la distinguer de la rémittente palustre et de la fièvre jaune. Nous établirons le diagnostic avec la première affection, en traitant du diagnostic général du paludisme. Dans la fièvre jaune, il n'y a pas d'hémoglobinurie, ou celle-ci ne se montre que dans le décours de la maladie. La fièvre jaune est une maladie de nouveaux débarqués ; la bilieuse hémoglobinurique est une maladie d'anciens résidents.

Dans les pays tempérés, il faut la distinguer de l'hémoglobinurie paroxystique ordinaire, affection peu grave, mais dont elle ne diffère guère que par le degré.

Le diagnostic se fait par la considération de la résidence ancienne des malades et de leurs antécédents palustres.

Il faut la différencier d'avec les hématuries de toute espèce, cela à l'aide de l'examen du sang, qui montre la présence des globules rouges dans les hématuries et leur absence dans les hémoglobinuries.

Au cours des néphrites chroniques, il y a parfois de l'hémoglobinurie, mais celle-ci évolue sans fièvre, sans ictère.

Nature et pathogénie. — Quelle est la nature de la bilieuse hémoglobinurique? On en fit longtemps une forme du paludisme, et on la confondait avec la remittente bilieuse. Plus tard, on vit bien que la maladie se développait chez les vieux paludéens, mais que le sulfate de quinine avait une influence manifeste sur sa production. C'est l'opinion de Koch et de la plupart des auteurs modernes. Enfin, on chercha à démontrer l'existence d'un parasite spécial (Yersin), mais les recherches entreprises de ce côté sont restées infructueuses. De plus, l'hématozoaire est rare et non constant dans la bilieuse hémoglobinurique. M. Babès a trouvé une bactérie spéciale dans l'hémoglobinurie du bœuf, mais cette bactérie n'a pas été retrouvée chez l'homme. Th. Smith, en décrivant une maladie des bestiaux, la maladie du Texas, caractérisée par des urines rouges et de la fièvre, décela dans le sang un protozoaire, le pirosoma bigeminum, qu'on n'a pas non plus retrouvé chez l'homme.

Le Dantec fait intervenir l'hypotonie du plasma sanguin ou la déminéralisation. Ce n'est pas parce que les globules sont détruits (Kelsch) que l'hémoglobinurie se produit. L'hémoglobine, au contraire, se sépare des globules et se dissout dans le plasma, à la faveur d'une déminéralisation de celui-ci, et les causes déminéralisantes peuvent être le froid (hémoglobinurie paroxystique des pays tempérés), un médicament (la quinine), l'hyperthermie dans un accès paludéen, etc. En somme, il y a comme cause unique, l'état dyscrasique du sang, dont les éléments divers sont en équilibre instable, l'influence la plus minime étant susceptible de détruire cet équilibre, et cette dyscrasie du sang, il faut certainement l'attribuer au paludisme.

Traitement. — On doit soutenir les forces du malade (sérum artificiel, injections d'éther, potions stimulantes), s'abstenir de donner la quinine, et rapatrier les malades dans les pays tempérés, en évitant toutes les causes occasionnelles de l'accès, le refroidissement particulièrement. Les injections de sérum gélatiné, de chlorure de calcium (à 10 p. 100) sont à essayer.

L'arsenic est très utile dans la convalescence. Le régime lacté doit être ordonné pendant la période aiguë, mais supprimé pour une nourriture plus réconfortante quand l'albumine a disparu des urines.

CINQUIÈME PARTIE

Diagnostic.

Comme nous l'avons vu, il est bon nombre de cas où le diagnostic de paludisme s'impose. Il est certain que la fièvre tierce et la fièvre quarte ne se rencontrent que dans le paludisme : un intervalle de un jour et de deux jours entre les accès, d'ailleurs caractérisés par les trois stades, suffit pour entraîner la conviction. Dans beaucoup d'autres circonstances, le diagnostic est, au contraire, très ardu : c'est dans les cas de fièvres à type quotidien (double tierce ou triple quarte), de fièvres remittentes ou continues, que l'on hésite le plus longtemps. Le diagnostic du paludisme chronique n'est pas toujours facile non plus, parce que les tuméfactions du foie et de la rate peuvent se rencontrer dans d'autres états morbides.

Les éléments du diagnostic sont tirés : 1º des caractères de la fièvre ; 2º de l'examen du sang ; 3º des effets du médicament spécifique, la quinine.

Voilà les trois éléments principaux du diagnostic général. Il y en a d'autres, tirés des antécédents du malade (accès anciens), de son habitus (teinte terreuse, aspect général du paludéen chronique), de l'époque de l'apparition de la fièvre (saison estivale ou estivo-automnale), de la provenance du malade arrivant d'une localité notoirement fiévreuse, l'herpès post-fébrile qui n'existe guère que dans la pneumonie et la fièvre éphémère à un degré aussi marqué (Laveran). Tous ces éléments peuvent rendre des services, mais ils sont trompeurs, car ils ne sont pas pathognomoniques.

1° *Caractères de la fièvre.* — Une grave question se pose tout de suite. Est-il dangereux d'attendre quelques accès pour être fixé sur la nature de la fièvre et instituer le traitement? Dans les pays tempérés, dans les pays où l'endémie palustre n'a pas beaucoup de gravité, il est bon de constater deux ou trois accès de fièvre avant d'intervenir, à moins, bien entendu, que l'examen du sang n'ait révélé l'existence des parasites, auquel cas on peut agir immédiatement, le diagnostic n'étant pas douteux. » Ainsi s'exprime Laveran, et c'était aussi la recommandation de Trousseau. C'est un peu ce que l'on fait pour les angines blanches. Si celles-ci ont les caractères cliniques de la bénignité, on attend, pour injecter du sérum de Roux, que le diagnostic bactériologique de diphtérie soit fait. Dans le cas contraire, on injecte immédiatement le sérum, sans attendre le résultat de l'examen des fausses membranes.

Cette expectation peut être utile aussi au point de vue de l'étude. Koch a laissé évoluer des fièvres palustres pour mieux se rendre compte de leurs allures, de leurs formes, et les travaux basés sur l'observation de la marche spontanée des fièvres sont du plus haut intérêt. Nous pensons qu'une fois bien établi le type de la fièvre palustre, il n'y a pas de danger à attendre quelques accès avant de donner la quinine, s'il s'agit du type tierce et du

type quarte, ce que l'on ne peut savoir sûrement qu'à
l'aide de l'examen du sang permettant de déterminer
l'espèce ou la variété des parasites en cause.

Les types espacés sont faciles a diagnostiquer, d'après
l'interrogatoire seul du malade : le type tierce et le type
quarte peuvent être étudiés à loisir chez les individus
ayant les émonctoires et les autres organes en bon état,
et, dans ces conditions, ils ne donnent lieu ni à des accès
pernicieux, ni à des accidents pernicieux.

Le principal caractère des fièvres paludéennes, c'est
l'intermittence, signe qu'autrefois l'on croyait absolument pathognomonique, surtout quand il s'accompagnait
des trois stades classiques : frisson, chaleur, sueurs. On
sait aujourd'hui que l'intermittence peut se rencontrer
dans une foule de maladies, dans toutes les suppurations
(abcès du foie, tuberculose pulmonaire) et même dans la
fièvre typhoïde des pays chauds. Au reste, dans les fièvres palustres les mieux établies, le frisson et les sueurs
peuvent manquer totalement ; et ces mêmes signes peuvent exister au complet dans les fièvres intermittentes de
toute nature.

Quant à l'heure de la fièvre, elle est à considérer, les
accès palustres se montrant souvent de minuit à midi,
tandis que les fièvres de suppuration, les fièvres hecti-
ques, éclatent généralement le soir. Il y a des exceptions
à cette règle, venant non seulement de ce que la fièvre
palustre peut se manifester le soir, mais encore de ce
que d'autres fièvres à accès peuvent se manifester dans
la matinée (la granulie, par exemple).

Il n'en est pas moins vrai que l'intermittence est un
signe précieux dans beaucoup de cas, et qu'il faut savoir
la dépister dans certaines fièvres continues ou subcon-

tinues, qui ne sont continues qu'en apparence. Aussi
dans les fièvres des pays palustres, faut-il s'efforcer de
faire de nombreuses explorations thermométriques pendant les vingt-quatre heures. On peut alors saisir des intermittences qui nous échappaient, au cas où la température n'était prise que le matin et le soir.

Un autre caractère de la fièvre palustre, c'est qu'elle
récidive avec la plus grande facilité. Une fièvre continue
peut devenir quotidienne et vice versa ; et les accès intermittents donnent souvent la clef d'une maladie fébrile
continue antérieure. Le retour, à période fixe, chaque
année, d'accès plus ou moins intermittents, sert à établir
presque à coup sûr le diagnostic de paludisme.

2° *Examen du sang.* — Il consiste à rechercher et à
trouver les hématozoaires et les leucocytes mélanifères.
Par conséquent, il importe de ne pas se laisser tromper
par des éléments qui peuvent avoir plus ou moins l'aspect
de ces corps caractéristiques.

Des hématies déformées peuvent en imposer pour des
parasites. Si les précautions dont nous avons parlé sont
prises en recueillant le sang, les chances d'erreurs seront
bien minimes, surtout dans les préparations de sang frais.
Il est plus commun de commettre des erreurs en examinant le sang desséché et coloré, ou les opérations de
fixage, de séchage et de coloration, ont pour effet, si elles
ne sont pas bien exécutées, de déformer les globules,
donnant à certaines portions d'entre eux l'apparence de
parasites inclus dans leur substance. C'est ainsi que les
vacuoles aperçues dans les globules rouges, simulent
jusqu'à un certain point des hématozoaires. Ces vacuoles
se voient particulièrement dans des hématies crénelées,
lorsque le sang est extrait depuis un certain temps. Fré-

quemment le débutant s'imagine qu'il a affaire à des hématozoaires. Le praticien expérimenté ne s'y trompe pas, car il a pris l'habitude de distinguer le parasite à son éclat réfringent ; cette réfringence n'appartient pas du tout aux vacuoles. De plus celles-ci sont dépourvues des mouvements amiboïdes, si caractéristiques des corps de Laveran. Elles ne renferment pas de grains de pigment dans leur intérieur et ne prennent pas les colorants, à moins que fortuitement quelque parcelle de matière colorante ne se porte à leur niveau, auquel cas l'examen attentif de la forme des vacuoles colorées et des vacuoles voisines non colorées fixera le diagnostic.

Il est plus difficile de reconnaître les hématozoaires, quand ceux-ci sont en partie détruits et réduits en fragments, devenus libres dans le sang. Alors ces parasites sont complétement déformés et méconnaissables pour la plupart. Pour éviter l'altération des parasites il faut avoir soin de ne pas trop comprimer la préparation en rapprochant trop la lamelle de la lame, ce qu'on évite en lutant la préparation soit avec de la paraffine, soit avec de la vaseline.

Les gros parasites pigmentés de la quarte et de la tierce sont très faciles à voir, surtout quand il s'agit d'un malade n'ayant pas pris de quinine.

Dans les cas de fièvre continue, d'accès pernicieux, dans les types graves, il n'y a souvent dans le sang que de petits hématozoaires non pigmentés, qu'il est plus difficile de déceler. Dans les accès pernicieux le nombre d'hématozoaires circulant dans le sang périphérique est quelquefois très restreint ; mais à côté des petites formes pigmentées ou non, propres aux formes malignes, on peut rencontrer des croissants, qui sont excessivement faciles à distinguer et ne disparaissent qu'à la longue, malgré la guérison. Des rosaces se voient surtout dans la quarte, moins fréquemment dans la tierce. Les flagelles sont moins rares, quand on a affaire à une fièvre « à croissants ».

Ce qu'il faut savoir, c'est qu'il est nécessaire d'être très patient quelquefois pour découvrir les hématozoaires, et qu'un examen négatif unique n'est pas suffisant pour fixer le diagnostic. Au contraire un examen positif nous permet d'affirmer à coup sûr la nature de la fièvre, n'eut-on rencontré dans toute la préparation qu'un seul hématozoaire (Laveran).

Manson s'exprime ainsi au sujet de la valeur de la recherche de l'hématozoaire comme moyen diagnostic (traduction française page 53): « L'étudiant pourra non seulement diagnostiquer l'infection malarique, mais il pourra encore reconnaître le type de n'importe quelle infection, la périodicité du cycle fébrile, et peut-être même la gravité probable d'un cas donné... Dans les cas de paludisme aigu non traité, on peut trouver pratiquement l'hématozoaire chez tous les malades. Ainsi Thayer et Hewetson, excepté dans deux ou trois cas où le sang du malade fut seulement examiné pendant la convalescence, sur 614 cas, trouvèrent toujours le parasite. Personnellement je puis affirmer que depuis que je me suis familiarisé avec cette étude, je n'ai jamais manqué de trouver le parasite dans tous les cas de paludisme aigu non traités que j'ai pu examiner au moment favorable. Dans tous les cas de maladie aiguë, attribués au paludisme, où je n'ai pas rencontré l'hématozoaire, il a été établi par la suite que la maladie était d'une toute autre nature. »

Outre l'hématozoaire, un autre élément caractéristique

du sang paludéen, c'est le leucocyte mélanifère. Les leucocytes mononucléés et polynucléés peuvent renfermer le
pigment noir, qui est surtout très apparent dans le sang
frais, parce qu'il tranche par sa belle coloration noire sur
la blancheur du globule blanc. Les colorants et les liquides fixateurs sont susceptible d'altérer le pigment
mais ne le font pas disparaître des leucocytes. Les lymphocytes, par contre, ne contiennent pas de pigment
(Metchnikoff). Les points noirs que l'on trouve parfois
dans ces lymphocytes ne sont pas du pigment mélanique.
Parfois, dans des tumeurs mélaniques, il est possible de
rencontrer dans le sang des grains noirs renfermés ou
non dans les globules blancs. Les affections mélaniques
sont peu communes, et ont des signes propres permettant d'éviter la cause d'erreur signalée.

3° *Effets de la quinine.* — La quinine agit fort bien
dans les types intermittents palustres, alors qu'elle n'a
que peu d'action sur les accès intermittents relevant de
maladies autres que le paludisme (tuberculose par
exemple). Cela n'est pas absolument exact. Si la fièvre
intermittente des tuberculeux résiste à la quinine, comme
à tous les médicaments, surtout à la période cavitaire, le
médicament peut réussir dans des accès intermittents non
paludéens, par exemple dans le stade aux grandes oscillations de la fièvre typhoïde.

Par contre, dans les fièvres continues palustres, la
guérison n'a pas une action bien nette. Elle est souvent
inefficace, parce que le sang renferme des croissants, qui
sont très peu attaqués par le médicament spécifique.

Enfin dans le paludisme larvé, dans les névralgies par
exemple, les effets de la quinine ne sont ni plus ni moins
évidents que dans les névralgies de causes diverses.

Diagnostic spécial. — Il faut distinguer le paludisme aigu et le paludisme chronique avec la cachexie.

A. *Paludisme aigu.* — Un grand nombre de maladies aiguës, à paroxysmes fébriles sont susceptibles d'être confondues avec les fièvres paludéennes. Il faut le dire et le répéter : dans l'immense majorité des cas le diagnostic n'est possible que grâce à l'examen du sang, qui permet de trouver ou non l'hématozoaire dans le sang, ou grâce encore à l'épreuve du séro-diagnostic qui permet de dépister les fièvres typhoïdes anormales, si fréquentes dans les pays chauds et tropicaux.

Passons en revue quelques-unes de ces affections fébriles.

La fièvre éphémère des pays tempérés, les fièvres climatiques des pays chauds relèvent peut-être d'organismes spéciaux, encore indéterminés et leurs symptômes sont analogues à ceux des fièvres paludéennes, mais elles s'en distinguent par l'évolution bénigne, par l'absence de tuméfaction de la rate et du foie, par la guérison rapide, sans administration de quinine.

La synoque de nos régions est probablement aussi une sorte de fièvre climatique, et c'est aussi une sorte d'embarras gastrique fébrile. Ce dernier est fréquemment confondu avec la fièvre continue ou rémittente des pays chauds. Aujourd'hui l'on admet que l'embarras gastrique fébrile n'est qu'une fièvre typhoïde atténuée : le séro-diagnostic suffira pour éclairer.

La fièvre méditerranéenne ou fièvre de Malte ressemble à la fièvre typhoïde sudorale de Jaccoud, dont la durée peut être très allongée. Elle se caractérise par des accès quotidiens, avec sueurs abondantes, durant des semaines et des mois. Ce serait une maladie spécifique, causée par un microbe spécial. Personnellement nous n'avons encore vu en Algérie aucun cas de cette fièvre de Malte, ou du moins, lorsque nous avons cru nous trouver en présence de la maladie decrite par Bruce et Hughes, nous avons vu grâce au séro-diagnostic, qu'il s'agissait d'une fièvre typhoïde prolongée. La quinine n'a aucune action sur les accès, et son évolution est plus longue qu'une fièvre intermittente palustre, même livrée à elle-même.

Quand dans le cours des fièvres paludéennes, les phénomènes bilieux sont très marqués, le diagnostic doit se faire entre le paludisme et un certain nombre d'affections. Telles la fièvre bilieuse hémoglobinurique, la typhoïde bilieuse, l'ictère grave, la fièvre jaune.

Dans la fievre bilieuse hémoglobinurique, que beaucoupe d'auteurs considéraient comme une forme du paludisme, et dont nous avons fait avec Le Dantec une affection para-paludéenne, il y a de l'hémoglobinurie qui ne se montre pas dans les accès palustres. D'ailleurs cette fièvre n'atteint que les paludéens d'ancienne date.

La typhoïde bilieuse décrite par Griesinger, n'est qu'une variété de typhus récurrent. Elle ressemble beaucoup à une continue palustre bilieuse, mais la présence des spirilles d'Obermaïer dans le sang permettra la distinction.

L'ictère grave débute insidieusemenent; la fièvre est généralement moins élevée que dans la rémittente bilieuse; au reste les phénomènes d'ictère grave peuvent se montrer dans les fièvres palustres.

La fièvre jaune est parfois assez difficile à distinguer de la rémittente bilieuse, de ce qu'on appelle l'accès jaune. Dans une circonstance, où il fallait porter un diagnostic rapide, nous fûmes embarrassé d'autant mieux que nous nous trouvions dans la mer des Antilles, dans les parages de Colon, où la fièvre jaune est endémique, et où les accès bilieux palustres sont très fréquents. Voici les éléments du diagnostic. Dans la rémittente bilieuse, les phénomènes bilieux (ictère, vomissements) se manifestent très rapidement ; dans la fièvre jaune, l'ictère n'apparaît que dans la seconde période ; les vomissements noirs n'appartiennent pas à la rémittente bilieuse, mais à la seule fièvre jaune. L'albumine existe toujours dans la fièvre jaune même dès le début de la maladie, tandis qu'elle peut manquer dans la rémittente bilieuse, surtout dans les premiers jours. Enfin la circonscription géographique de la fièvre jaune est très limitée. Comme dans toutes les infections, l'examen du sang peut lever tous les doutes.

La fièvre typhoïde avec symptômes bilieux, peut simuler la rémittente bilieuse palustre, d'autant plus que dans les pays chauds, la fièvre de la dothiénentérie est plutôt rémittente que continue. Nous avons vu que l'embarras gastrique fébrile, c'est-à-dire la fièvre typhoïde légère, pouvait en imposer pour une rémittente simple. Et de fait, la fièvre typhoïde doit toujours être présente à l'esprit, quand on se trouve devant une fièvre plus ou moins continue ou rémittente. Le cadre des rémittentes, bilieuses ou non, se restreint beaucoup, depuis qu'on sait mieux faire le diagnostic de la fièvre typhoïde. Il est inutile de s'appesantir sur des signes plus ou moins trompeurs : le diagnostic se fait seulement par l'épreuve de Widal et par la recherche de l'hématozoaire de Laveran. (Voir les travaux de H. Vincent, *Archives de médecine militaire*, 1900, t. 36, p. 1.)

D'ailleurs, la fièvre typhoïde peut évoluer en même

temps que la malaria ; cette association morbide se différenciera par les mêmes procédés.

Les abcès du foie s'accompagnent de symptômes qui
orientent vers le diagnostic de paludisme. Dans l'abcès
du foie, le foie est hypertrophié, mais la rate peut
garder ses dimensions, ce qui est plus rare dans le paludisme, surtout quand les accès se prolongent. La fièvre,
dans l'abcès du foie, est plutôt vespérale. Il y a toujours
des antécédents dysentériques.

On est autorisé à faire, dans les cas douteux, une ponction exploratrice dans le foie.

La méningite cérébro-spinale peut débuter comme un
accès de fièvre paludéenne, avec phénomènes de rigidité
(signe de Kernig, raideur de la nuque, etc.). L'évolution
éclairera le diagnostic.

La fièvre intermittente hépatique, décrite par Charcot,
est due à la migration des calculs dans les conduits biliaires. Il sera généralement facile de déceler les symptômes caractéristiques de la colique hépatique et les signes
ordinaires de la lithiase.

Il y a en ce moment à Alger (août 1904, période de la
recrudescence annuelle de la fièvre typhoïde), un certain
nombre d'affections qui débutent avec tous les symptômes de la dothiénentérie, et tournent court au bout de
cinq, six, dix jours, la fièvre ayant affecté un type intermittent irrégulier ou plus souvent rémittent. Dans beaucoup de cas, on peut éliminer le paludisme et la fièvre
typhoïde. C'est dire que la pathologie des pays chauds
n'est pas encore très bien élucidée.

On dit que dans les rémittentes, la quinine, dont on
gorge le malade, est utile pour faire le diagnostic. Rien
n'est moins exact : si, après avoir administré la quinine

pendant plusieurs jours au cours d'une fièvre continue ou rémittente, on voit la température revenir à la normale, il ne faut pas attribuer ce résultat à la quinine et dire paludisme. Ces fièvres rémittentes durent plus ou moins longtemps suivant leur nature, et le médicament n'est peut-être pas capable de modifier leur durée. Aucun fait probant ne permet d'affirmer le contraire, et la chute thermique, que l'on ait donné ou non la quinine, s'observe quand l'évolution de la maladie est terminée, sans que le médicament ait influencé cette évolution.

L'hystérie, qui simule la fièvre typhoïde, peut simuler également la fièvre paludéenne (Debove). Nous croyons avoir observé une fièvre de ce genre chez une personne d'Haïti. La quinine aggrava les accidents, qui consistaient en une fièvre quotidienne régulière, alors qu'un traitement purement nervin conduisit rapidement à la guérison.

Diagnostic des accès et accidents pernicieux. — Nous avons dit que le syndrome était identique, qu'il s'agisse d'accès ou d'accidents pernicieux, qu'entre eux il existait des différences pathogéniques, décelables par l'examen général du malade, l'état de ses principaux organes, par l'anatomie pathologique ou la parasitologie.

Accès ou accidents pernicieux doivent être distingués de phénomènes ressortissant à d'autres états morbides, et ayant surtout pour caractère de mettre brusquement la vie en péril.

Quand il ne s'agit pas de paludisme, la recherche de l'hématozoaire dans le sang est négative. Mais il faut se souvenir que dans l'accès pernicieux vrai, les parasites sont souvent peu répandus dans le sang périphérique, et

qu'au début, quand il n'y a pas encore de croissants, les
parasites sont représentés par des petits amibes, peu ou
pas pigmentés et difficiles à distinguer.

En dehors de l'examen du sang, il n'y a aucune raison
sérieuse pour se décider dans un sens ou dans l'autre. Le
paludisme étant répandu partout dans les pays où s'observent les accidents pernicieux, la question de provenance n'a que peu d'importance. De même la tuméfaction de la rate est un signe illusoire. De même encore, le
traitement par la quinine ne doit pas nous impression-
ner, car s'il réussit en apparence, c'est peut-être parce
que l'évolution de l'accident était terminé. Il serait évidemment commode de faire son diagnostic, si on avait
assisté à la transformation d'accès intermittents en accès
pernicieux, mais cela arrive rarement.

Ainsi, il est très difficile de savoir si l'on a affaire à un
coup de chaleur, à une insolation, ou à un accès pernicieux. D'après certains, la température serait plus élevée
dans le coup de chaleur, où elle atteindrait 41°, que
dans l'accès pernicieux où elle ne dépasserait pas 40°.
Le diagnostic avec l'hémorragie cérébrale ne se fera
guère que par l'hémiplégie consécutive et par l'élévation
thermique qui ne se manifeste dans l'hémorragie qu'au
cas d'aggravation et seulement quelques heures après
l'attaque.

Les accidents pernicieux algides ou cholériformes, sont
difficiles à différencier d'avec le choléra, d'autant mieux
qu'ils s'observent de préférence dans les pays où cette
maladie est endémique. Et de fait, on a dû méconnaître
beaucoup de cas de choléra que l'on a confondus avec des
accidents pernicieux. Il y a similitude parfaite des symptômes, avec toutefois l'absence de selles riziformes

qui peuvent également manquer dans le vrai choléra.

La perforation intestinale dans la fièvre typhoïde ou la dysenterie, peut simuler l'algidité du paludisme. Les commémoratifs et le développement de la péritonite permettent le diagnostic.

Toutes les formes d'accès pernicieux d'origine paludéenne, peuvent être reproduites, trait pour trait, par un grand nombre de maladies, dans lesquelles on peut observer des phénomènes d'insuffisance rénale, d'insuffisance hépatique, d'insuffisance cardiaque. L'insuffisance rénale et l'insuffisance hépatique sont la base des accidents pernicieux de toute nature, palustres ou autres, ; dans les accès pernicieux, elles existent évidemment, mais proviennent directement du paludisme (accumulation de pigment ou production d'une toxine spécifique). C'est dire que ces phénomènes relèvent d'auto-intoxications plus ou moins bien définies. C'est dire également que le diagnostic clinique, s'il peut être présumé d'après les commémoratifs et l'examen du sujet, ne peut être établi scientifiquement que par les recherches parasitologiques.

Quant aux accès algides, leur symptomatologie peutêtre réalisée par toutes les maladies dans lesquelles la fibre cardiaque fléchissant tout à coup, entraîne le collapsus.

B. *Paludisme chronique, cachexie paludéenne.* — Ce qui domine la symptomatologie, c'est d'abord l'habitus du malade, la teinte spéciale, terreuse des téguments; c'est ensuite la tuméfaction du foie et de la rate, mais surtout de la rate.

Il ne faut pas trop se fier au teint particulier des paludéens. La coloration de ceux-ci est d'ailleurs variable, et peut manquer dans les cas les mieux caractérisés d'autre part. D'un autre côté, chez les travailleurs de la terre, exposés au grand soleil toute la journée, on peut observer des pigmentations cutanées qui peuvent égarer le diagnostic.

L'augmentation de volume de la rate est un signe important, mais il n'est pas non plus pathognomonique. Nous n'avons pas insisté sur ce signe à propos du paludisme aigu, parce qu'il est bien moins important que dans le paludisme chronique, la rate pouvant très bien ne pas être hypertrophiée au cours d'accès palustres nets, alors que cette hypertrophie est susceptible de se manifester dans un grand nombre d'infections, la fièvre typhoïde notamment.

Il faut donc bien savoir aller à la recherche de la rate, et apprécier ses dimensions. C'est par la percussion et la palpation qu'on y arrive. Or, ces procédés ne sont pas des plus faciles à employer. En effet, si la rate est bien en rapport avec la paroi thoracique (9e, 10e et 11e côtes gauches), à l'état normal, elle peut être recouverte en haut par le cul de sac costo-diaphragmatique, en bas par la grosse tubérosité de l'estomac et le gros intestin, ce qui explique les difficultés de la percussion. D'autre part, l'extrémité inférieure de l'organe reste environ à trois centimètres en-dessus du rebord costal; la palpation ne peut donc déceler une rate normale.

Dans les cas pathologiques, la rate s'hypertrophiant, peut déterminer une voussure de l'hypochondre gauche et même de la plus grande partie de l'abdomen, que l'on voit à l'œil nu. La tumeur suit les mouvements respiratoires.

La percussion dénote une augmentation de la matité habituelle de la rate, qui est de 3 à 4 centimètres, la percussion étant pratiquée sur une ligne allant de la partie moyenne de l'aisselle à l'épine iliaque antéro-supérieure gauche (Laveran). Au lieu de 3 à 4 centimètres, on obtient sur la même ligne 10, 12 centimètres et plus, ce qui ne donne pas l'idée exacte de la longueur de l'organe, puisque l'extrémité supérieure est recouverte par une lame pulmonaire.

Pour déterminer le diamètre horizontal, on percute sur une ligne tirée de l'appendice xiphoïde et rejoignant perpendiculairement la précédente.

Certains recommandent de procéder à la percussion de la rate en faisant tenir le malade debout, un peu penché à gauche, le bras relevé au-dessus de la tête (Quinquand et Nicolle).

La palpation fournit des renseignements plus sûrs que la percussion. On place le malade dans le décubitus dorsal, les cuisses fléchies sur le bassin, et l'on se met du côté gauche du malade, en se servant des deux mains que l'on introduit parallèlement au gril costal ; le malade doit respirer avec calme, sans efforts. Piorry recommandait la position genu-pectorale.

M. Catrin palpe la rate à l'aide de la main droite qu'il applique à plat dans le flanc gauche et fait remonter progressivement, jusqu'à ce qu'elle soit arrêtée par la résistance de l'extrémité inférieure du viscère.

Ces procédés de percussion et de palpation ne sont pas dangereux quoiqu'on l'ait dit, dans les fièvres palustres. Ils doivent néanmoins être pratiqués avec douceur, par excès de précautions, les ruptures de la rate étant possibles dans ces conditions d'après quelques auteurs.

Si l'on croit devoir ponctionner la rate avec une aiguille de Pravaz, pour assurer le diagnostic par l'examen du sang périphérique, il faudra recommander au malade d'arrêter tout mouvement respiratoire pendant la ponction, ce qui, selon M. Cornil, assurera l'innocuité de l'opération.

Il faut donc établir le diagnostic du paludisme chronique ou de la cachexie avec toutes les maladies à grosses rates.

La leucémie-splénique se distinguera par l'examen du sang, qui montrera une augmentation considérable du nombre des leucocytes. Et cette leucémie s'accompagnera souvent de la tuméfaction des ganglions lymphatiques. Dans le paludisme chronique, le nombre des leucocytes est normal ou diminué.

La splénomégalie primitive est une maladie décrite par Debove et Bruhl et est probablement analogue à l'anémie splénique de Strümpell et Banti, à l'hypertrophie idiopathique de la rate de Müller, à l'épithélioma primitif de Gaucher, etc. Elle se caractérise par une hypertrophie totale de la rate, par une anémie globulaire sans leucémie, par l'absence complète d'adénopathies. Elle se différenciera du paludisme par les antécédents qui ne révéleront pas chez le malade l'existence antérieure de fièvres palustres. La rate est déformée, tandis que dans le paludisme chronique, elle conserve sa forme habituelle. D'après Banti, les lésions consistent surtout en de la sclérose conjonctive, mais il n'y a ni pigment noir, ni pigment ocre.

Dans les cirrhoses du foie, la rate est augmentée de

volume, surtout dans la cirrhose de Hanot. Il est facile de faire le diagnostic de la cirrhose, mais il sera souvent bien difficile de déterminer si l'hypertrophie splénique est due à la cirrhose, elle-même imputable peut-être à la malaria, ou bien au paludisme chronique seul.

L'alcoolisme, la syphilis, la tuberculose sont susceptibles d'amener la tuméfaction de la rate, et il faut convenir qu'en l'absence des antécédents, et devant un malade cachectique paludéen, le diagnostic étiologique est à peu près impossible, d'autant mieux que dans la cachexie paludéenne, la malaria ne se révèle plus par ses signes spécifiques habituels.

Dans le paludisme chronique, il est facile de faire un diagnostic exact par l'examen du sang, la découverte de l'hématozoaire au moment des paroxysmes fébriles, et l'épreuve de la quinine sur les accès intermittents. D'ailleurs, dans le paludisme chronique, à l'inverse de ce qui se passe dans la cachexie, la rate et le foie sont susceptibles de régression, ce qui n'arrive pas avec les rates alcooliques et tuberculeuses. Dans la syphilis, la rate peut reprendre ses dimensions normales, mais seulement sous l'influence du traitement iodo-mercuriel.

La conclusion, c'est qu'il faut penser à toutes les causes d'hypertrophie splénique, quand on examine un paludéen chronique, qu'en l'absence des hématozoaires dans le sang, il est presque impossible de poser un diagnostic ferme, et qu'avec la preuve des hématozoaires dans le sang, il est nécessaire également de songer à la part que peuvent prendre dans l'état morbide constaté, toutes les infections chroniques ou intoxications, susceptibles de venir compliquer le paludisme.

Le paludisme larvé ne se distingue d'ordinaire par aucun signe pathognomonique, et en dehors de l'examen du sang, il n'y a guère d'autre considération qui permette de le dépister sous le masque qu'il revêt.

SIXIÈME PARTIE

Gravité et Pronostic

La gravité de la malaria dépend de plusieurs conditions, de la forme qu'elle affecte, de sa durée, de la région,
de la saison où elle est observée, de la résistance indivi-
duelle.

Cette gravité se manifeste d'ailleurs de plusieurs ma-
nières. Tantôt la mort survient à échéance très prochaine,
tantôt la maladie aboutit à un état chronique, à une déchéance organique lentement progressive, tantôt c'est la
race elle-même qui semble supporter toute entière les
mauvais effets de la malaria, et qui dégénère au point de
disparaître.

Nous avons dit que le diagnostic de la gravité pouvait
se faire par l'examen du sang, puisque la constatation
des parasites de la fièvre quarte et de la fièvre tierce
printanière, implique un pronostic bénin, alors que la
constatation des parasites de la fièvre estivo-automnale
assombrit singulièrement l'avenir (les fièvres estivo-automnales conduisent souvent à la cachexie et aux accès
pernicieux, les autres non).

Les tares organiques antérieures (syphilis, alcoolisme,
etc.) aggravent la maladie, et sont l'occasion d'accidents

pernicieux, même dans les formes légères de la maladie.

Les accès ou accidents pernicieux sont fort graves, mais étant donné que ces syndromes sont mal définis, que leur cadre est restreint ou élargi suivant les auteurs, il est difficile de donner des chiffres approximatifs. La mortalité, suivant certains, peut varier de 20 à 70 0/0. D'après Colin, voici, par ordre de gravité, l'énumération des formes pernicieuses : cholérique, ictérique, comateuse, délirante, cardialgique, algide, syncopale, énumé·ration arbitraire.

Il faut encore tenir compte du traitement qui, s'il intervient précocement et intelligemment, rend le pronostic moins sévère.

Les associations morbides dans le paludisme, constituent des causes d'aggravation pour celui-ci, qui également contribue à les rendre plus graves (telles pneumonie et malaria, fièvre typhoïde et malaria, dysenterie et malaria, etc., etc.).

Laveran fait très bien ressortir dans son traité les effets du paludisme sur les populations des pays palustres, en s'appuyant sur les statistiques de l'état civil de ces pays, constamment le chiffre des décès l'emporte sur celui des naissances. Les statistiques des conseils de révision ne sont pas moins éloquentes.

Ainsi dans l'Indre, Bertrand (cité par Laveran) a trouvé que les cantons non marécageux avaient 254 à 280 exemptés pour infirmités sur 1.000 incrits, alors qu'il y en avait de 300 à 319 dans la Brenne. Le nombre des exemptions pour défaut de taille qui s'élèvait à 124 et même 145 pour 1.000 inscrits dans les cantons marécageux de la Brenne, était seulement de 50 à 86 pour 1.000 dans les cantons non marécageux. Nous même, originaire de ce département, nous nous rappelons très bien que nos camarades de lycée, provenant de localités notoirement palustres, se faisaient remarquer par leur teint anémique et par leur débilité générale.

A mesure que les régions s'assainissent, le nombre des cas pouvant rester à peu près le même, leur gravité diminue. C'est ce qu'on observe en Algérie, où la morbidité paludéenne est toujours élevée, mais où les accidents pernicieux et le paludisme chronique sont de moins en moins fréquents. On explique cette diminution de gravité non seulement par l'assainissement en lui-même, mais aussi par l'amélioration des conditions d'existence. Il n'est pas douteux que les colons d'aujourd'hui vivent avec plus de confortable que les colons d'autrefois, les moyens de communication et la prospérité des cultures permettant un ravitaillement et une alimentation plus faciles.

Dans certaines circonstances, à Bône, en 1830, à Boufarik, en 1835 jusqu'en 1840, à Madagascar pendant la dernière campagne, la mortalité devint considérable. Travailleurs de la terre surmenés, soldats en expédition sont des proies faciles pour le paludisme, qui en décime un grand nombre, surtout dans la zône intertropicale.

La mortalité par rapport à la morbidité du paludisme, paraît peu considérable. Les chiffres ne donnent qu'une idée approximative de la maladie, puisque celle-ci exerce ses ravages non seulement sur les individus à plus ou moins brève échéance, mais encore sur l'espèce, comme nous l'avons vu.

D'après Laveran, de septembre 1879 au mois de juin

14.

1883, 1.310 malades entrèrent à l'hôpital de Constantine pour paludisme, et sur ce nombre 6 seulement moururent, ce qui donne une mortalité de 0,45 pour 100 seulement.

Voici quelques autres données, fournies par Mannaberg (p. 367).

En Italie, pendant les années 1890, 1891. 1892, on compta 54 cas mortels par année pour 100.000 habitonts.

A Rome, en 1881, on compta 650 cas de mort.

—   1882,   —   505   —

—   1892,   —   139   —

Dans l'armée italienne, il y eut, au cours de l'année 1895, 4.856 cas de paludisme et 13 décès.

En Russie, l'armée compta au cours de l'année 1881, 799.814 cas de malaria avec 279 cas mortels, soit une mortalité de 0,35 p. 1.000.

En Grèce, d'après Pampoukis, il entra à l'hôpital d'Athènes, dans l'espace de cinq ans, 14.000 malades atteints de paludisme. La mortalité fut de 4 pour 10.000. Les fièvres pernicieuses entraient dans le total pour 7 pour 1.000 des cas avec une mortalité de 21 à 33 0/0.

Aux Indes Anglaises, l'armée anglaise représentant un effectif de 64.137 hommes, présenta, dans l'année 1892, 35.942 cas de « fièvres », avec 474 décès. Parmi ces fièvres, il y eut 34.433 cas de paludisme, avec 98 morts (le reste des morts doit être imputé à la fièvre typhoïde).

L'armée indigène (effectif de 127.355 hommes) présenta 66.989 cas de fièvres intermittentes avec 125 morts, et 1,676 rémittentes avec 181 morts (Fayrer).

Au Bengale, 53.753 européens moururent pendant la

même année, de la malaria. On compte dans ces chiffres 51.287 fièvres quotidiennes avec 646 morts, 2.097 fièvres tierces avec 12 morts, et 369 fièvres quartes avec 2 morts.

SEPTIEME PARTIE

Traitement

Le paludisme est une maladie pour laquelle on possède un médicament spécifique, la quinine. C'est ce médicament que nous devons étudier d'abord, puisqu'il convient à presque toutes les périodes de la maladie, principalement dans la période aiguë, ses effets étant moins démontrés dans le paludisme chronique et tout à fait nuls dans la cachexie.

Il serait contraire à la réalité des faits de comparer un tel médicament au mercure pour la syphilis. On sait qu'il suffit d'avoir affaire à des accidents syphilitiques pour que le mercure agisse, à toutes les périodes. Il n'en est pas de même des manifestations paludéennes. Bon nombre de celles-ci, relevant du paludisme chronique, résistent au médicament spécifique. Faut-il dire que ces manifestations sont rangées à tort dans le paludisme? Cela est vrai pour beaucoup, et même si l'anatomie pathologique montre dans les viscères des dépôts pigmentaires si caractéristiques, on doit se demander si des infections ou intoxications associées ne peuvent pas causer les accidents qu'on attribue à tort à la malaria Sur le fond commun du paludisme viennent se greffer nombre d'infections et d'intoxications, qui font perdre à la maladie initiale son cachet de spécificité.

On sait, du reste, de par la parasitologie, que certaines formes de l'hématozoaire de Laveran, les croissants, sont à peu près inattaquables par la quinine.

C'est donc dire que la spécifité du médicament a des limites.

Etudions le médicament en général, et voyons comment il agit sur l'organisme, indépendamment de ses effets dans la malaria.

La quinine est un alcaloïde extrait du quinquina par Pelletier et Caventou, en 1820. C'est une substance blanche, non cristallisée, peu soluble dans l'eau, plus soluble dans l'alcool et l'éther, d'une saveur fortement amère. Au contact de l'air humide, elle s'hydrate en prenant une molécule d'eau.

Quand à une solution d'un sel de quinine, on ajoute de l'eau chlorée et quelques gouttes d'ammoniaque, la solution se colore en vert. La réaction est caractéristique (Manquat).

Voici, d'après Manson (p. 154, édition française), le tableau des sels de quinine, suivant leur solubilité et leur valeur thérapeutique.

Nom du sel.	Pourcentage de l'alcaloïde dans le sel. p. 100	Solubilité dans l'eau froide.	Valeur thérapeutique par rapport à 1 de sulfate quinine.
Sulfate.........	7,35	dans 800 parties	1,00
Chlorhydrate....	81,8	40	0,09
+ Bichlorhydrate..	72,	1	1,02
Bromhydrate....	76,6	45	0,96
+ Bibromhydrate..	60,0	7	1,23

Bisulfate	59,1	11	1,24
Valérianate.....	73,	110	1,01
+ Lactate........	78,2	10	0,94
Salicylate.......	70.1	225	1,05
+ Chlorhydro-sulf.	74,3	2	0,99
Tannate........	20.	légèrement soluble	3,67

Les croix indiquent que le sel peut être employé en injections hypodermiques.

Manquat la range parmi les antiseptiques. Et il cite les expériences de Binz, qui montra que 0 gr. 2 p. 100 de quinquina dans une solution neutre, produit des effets antiputrides analogues à ceux du phénol. Les effets toxiques s'exercent surtout sur les protozoaires. Ces expériences furent confirmées par Laveran, qui fit voir qu'une solution, même très faible, d'un sel de quinine, mélangée à du sang renfermant des hématozoaires, fait prendre aussitôt à ces derniers leurs formes cadavériques. Sur les bactéries, l'action de la quinine paraît au contraire peu marquée.

D'après Binz, elle entraverait la phagocytose, mais ce point a été démenti plus tard ; les fonctions des globules nous paraissent plutôt surexcitées.

D'après Hayem, la quinine, outre ses propriétés antithermiques connues, possède celle de fixer plus intimement l'oxygène à l'hémoglobine des globules rouges. Mais il ne doit s'agir que des faibles doses.

Action physiologique. — La quinine n'est pas absorbée par la peau intacte ; elle l'est facilement par les muqueuses, les plaies, le tissu cellulaire sous-cutané. L'acide chlorhydrique du suc gastrique, favorise la dissolution des sels de quinine ; les sécrétions alcalines de l'intestin empêchent au contraire son absorption.

La quinine s'élimine avec une très grande rapidité (de cinq minutes à une demi-heure après l'absorption). On peut la déceler dans l'urine à l'aide de l'iodure de potassium ioduré : iode, 15 grammes; iodure de potassium, 4 grammes; eau, 300 grammes, qui donne un précipité jaune marron.

Bien que la quinine se montre très rapidement dans l'urine, elle est cependant lente à s'éliminer complètement. C'est vers la cinquième ou sixième heure que cette élimination est la plus abondante; mais l'urine en renferme des traces pendant deux à trois et même cinq jours si la dose a été assez forte.

On a déterminé pour la quinine l'équivalent thérapeutique et l'équivalent toxique, qui sont, le premier 0 gr. 5, le second 0 gr. 08, ce qui fait que la dose thérapeutique maxima pour un homme du poids de 60 kilogs doit être d'à peu près 3 grammes, dose qu'on ne dépasse guère.

Au point de vue de la nutrition générale, la quinine agit différemment suivant qu'elle est donnée à petites ou fortes doses (A. Robin). Au-dessous de 0 gr. 20 cent. la quinine agit comme toxique ; elle accélère la nutrition, augmente l'appétit, active la circulation et la respiration; au dessus de 0 gr. 20 cent. la quinine ralentit la nutrition et peut causer des accidents, si elle est prolongée pendant longtemps. Ces considérations ne doivent pas être perdues de vue dans le traitement du paludisme et mettre en garde contre les doses de quinine trop longtemps prolongées.

La quinine est-elle un antiseptique pur? Sur l'homme

sain, son action est des plus variables. Tantôt elle abaisse légèrement la température, tantôt elle l'élève un peu ; tantôt son effet est nul.

Comment agissent les antithermiques chimiques dont fait partie la quinine ? Par trois procédés, dit-on ; ils exercent une sédation sur le système nerveux ; ils diminuent l'activité protoplasmique des cellules, ils modifient le fonctionnement des globules rouges. De ces trois actions, la première est indiscutable ; elle découle de ce fait que les antithermiques sont pour la plupart des analgésiques ; la deuxième est mauvaise. car la suractivité des cellules représente une réaction nécessaire, qu'il faut seulement modérer dans certaines circonstances ; la troisième est détestable, car elle consiste en une formation de méthémoglobine qui a pour conséquence la cyanose des malades. Cette dernière influence est surtout manifeste quand on emploie la kairine, la thalline ou l'acétanilide (antifébrine).

Il n'y a guère que trois antipyrétiques usités aujourd'hui : la quinine, l'antipyrine, l'acide salicylique et ses dérivés (Roger, *Maladies infectieuses*, tome II, page 1436).

Il faut y ajouter maintenant la cryogénine, antithermique général qui dépasse de beaucoup les autres, comme influence et comme innocuité.

Beaucoup d'auteurs, et le professeur Roger dans son remarquable ouvrage déjà cité, ont remarqué que la quinine n'avait qu'une faible action antithermique générale. Ainsi, dans la fièvre typhoïde, il faut donner 1 gr. 50 à 2 grammes de quinine pour obtenir un abaissement thermique.

On a dit aussi que la quinine régulariserait plutôt

15

qu'elle abaisserait la température ; qu'ainsi elle agirait dans les fièvres à oscillations, par exemple dans le stade amphibole de la fièvre typhoïde. C'est un fait que nous avons vérifié souvent en Algérie, dans les formes rémittentes de la dothiénentérie.

Dans toutes les fièvres intermittentes symptomatiques, la quinine abaisserait la température ; mais son action est loin d'être aussi marquée que dans le paludisme, et surtout elle est peu durable.

Le véritable antipyrétique est celui qui supprime la fièvre, non en troublant le mouvement réactionnel de l'organisme, mais en agissant sur la cause du processus fébrile. Les spécifiques agissent en combattant la cause du mal, tandis que la plupart des fébrifuges modifient le mécanisme réactionnel, contrecarrent l'œuvre de la nature (Roger).

La quinine comme spécifique de la fièvre paludéenne. — L'écorce de quinquina était réputée fébrifuge au Pérou, vraisemblablement depuis fort longtemps. C'est au milieu du XVIIe siècle qu'on l'importa en Europe. La comtesse de Elinchon, vice-reine du Pérou, la fit connaître en Espagne. Les jésuites, à peu près à la même époque, en répandirent l'usage en Europe. De là les dénominations sous lesquelles on désignait la précieuse écorce : poudre de la comtesse, poudre des jésuites (1640-1649).

Louis XIV, guéri d'une fièvre probablement palustre, en 1679, grâce à une préparation qui lui fut administrée par un empirique anglais, Talbot, acheta le secret à ce dernier. Cette préparation n'était autre qu'un vin de quinquina.

Ce n'est qu'en 1737 que les naturalistes Joseph de Jussieu et La Condamine, envoyés en mission au Pérou, déterminèrent l'arbre d'où provenait le quinquina. Pelletier et Caventou isolèrent la quinine (1820).

Sydenham et Torti réglementèrent la médication par le quinquina, et Torti surtout, fit bien voir que la poudre de quinquina pouvait intervenir comme moyen diagnostique; de là le nom de fièvres à quinquina, qu'il donne aux fièvres réagissant sous l'action de l'écorce, et qui sont de nature palustre.

Les théories de Broussais sur l'irritation firent abandonner la quinine et le quinquina; mais un de ses élèves, Maillot, médecin militaire à Bône (1830-1834), revint à la quinine, et montra quelle était son action dans toutes les fièvres relevant du paludisme, même dans les fièvres continues. Il employait des doses énormes (8 grammes par jour), doses qui ont été abandonnées aujourd'hui.

Le quinquina est encore employé, mais de moins en moins, car le prix de la quinine s'est singulièrement abaissé.

Il y a beaucoup d'espèces appartenant aux Cinchonas, arbres producteurs du quinquina, qui font partie de la famille des Rubiacées.

On les a trouvés d'abord dans le Pérou et la Bolivie, puis on les a cultivés à Java, aux Indes et à la Réunion.

On distingue dans le commerce les quinquinas en gris, jaune et rouge. Ces trois quinquinas peuvent provenir du même arbre, le quinquina gris étant fourni par l'écorce des petites branches, le jaune par l'écorce des rameaux moyens, le rouge par celle des grosses branches. Le quinquina jaune est le plus riche en quinine; le quinquina officinal du Codex est le quinquina Calisaya ou jaune royal (Laveran).

Sels de quinine. — La quinine ne s'emploie pas, en raison de son peu de solubilité. La poudre de quinquina, seule usitée autrefois, est également abandonnée. C'est aux sels de quinine qu'on a le plus généralement recours. Nous avons vu par le tableau de Manson, reproduit plus haut, que la solubilité et la valeur thérapeutique de ces sels étaient différentes. Le chlorydrate de quinine qui est le plus riche en alcaloïde (81,8 p. 100), est soluble dans 40 parties d'eau froide. On le préfère au sulfate de quinine qui ne contient que 73,5 p. 100 d'alcaloïde et est soluble seulement dans 800 parties d'eau froide. Le prix du chlorhydrate de quinine est d'ailleurs maintenant à peu près le même que celui du sulfate.

Le chlorhydro-sulfate de quinine (sel de Grimaux), soluble dans deux parties d'eau froide, contient 74,3 p. 100 de quinine : il peut être utilisé en injections hypodermiques, comme le sont généralement le bichlorhydrate et le bibromhydrate, plus rarement le lactate.

Le glycérophosphate de quinine ou néoquinine a été introduit dans le thérapeutique en 1901. Il ne paraît pas être très employé. D'après Darrigan (thèse de Bordeaux) il serait supérieur au sulfate et au chlorhydrate. Il s'absorberait mieux et serait mieux toléré que ces sels. L'absorption du sulfate serait de 25 0/0, celle du chlorhydrate de 35 0/0, et celle de la néoquinine de 40 0/0. Plusieurs des observations de Darrigan ont été prises dans le service de MM. Mongour et Durand, médecins des hôpitaux de Bordeaux. Cependant l'usage de ce sel ne s'est pas répandu encore, et nous n'en avons pas l'expérience. Il contient 72,6 p. 100 d'acide glycérophosphorique, 19,2 de quinine,

Il faudrait donc en donner des doses élevées (3 ou 4 grammes) pour obtenir une action fébrifuge suffisante.

Méthodes d'administration de la quinine. — Les sels de quinine peuvent être absorbés par la bouche, par lavement, par la peau, par injections hypodermiques ou intra veineuses.

Ingestion. — De même que pour la syphilis, le professeur Fournier a pu dire que l'administration par la bouche, du mercure, constituait la règle, les autres méthodes étant l'exception, de même pour le paludisme, on peut dire que l'ingestion est le mode courant de l'absorption du médicament spécifique. Il n'en est pas moins vrai que dans beaucoup de circonstances, dans les cas graves, dans les cas d'intolérance stomacale, il faut recourir aux injections hypodermiques.

Les solutions, les cachets, les comprimés, les pilules servent de véhicules aux médicaments.

Les solutions sont difficiles à prendre, en raison de leur grande amertume que l'on peut masquer, à un faible degré seulement, avec du café, du jus de réglisse.

Voici une formule du docteur Créquy, pour les enfants (d'après Laveran) :

Eau distillée................ 40 gr.
Extrait de réglisse.......... 3 gr.
Bichorhydrate de quinine.... 0 gr. 30 cent.

C'est en effet le bichlorhydrate de quinine qui s'emploie le plus communément en solution. Si l'on n'a que du sulfate de quinine à sa disposition, on peut l'incorporer à une limonade acide (citrique ou tartrique) pour permettre sa solubrilité : C'est sous cette forme que nous l'avons donné à de nombreux terrassiers, il y a une dizaine d'années, sur les chantiers du chemin de fer Djedeïda-Bizerte.

Les cachets sont faciles à prendre, et le sel de quinine s'absorbe très-bien par ce moyen. En cas de malades indociles, dans les hôpitaux ou dans les centres indigènes, il faut s'assurer que le cachet est pris devant vous, précaution bonne à prendre aussi pour éviter la spéculation, certains malades se faisant donner de la quinine pour la vendre autour d'eux.

On remplit ces cachets avec 1 gr., 0 gr. 50 centigr. ou 0 gr. 25 centigr., etc., de sulfate ou mieux de chlorhydrate de quinine.

En cas de symptômes spéciaux (céphalalgie intense, par exemple, bourdonnements d'oreilles trop marqués après l'absorption de la quinine) il convient d'associer la quinine à l'antipyrine, qui paraît atténuer certains inconvénients de la quinine.

On prescrit par exemple :

Chlorhydrate de quinine. ⎰ ec 0 gr. 50 centigr. pour un
Antipyrine............; ⎱   cachet.

Les comprimés peuvent rendre des services en campagne, mais il faut s'assurer d'une bonne marque pour éviter des mécomptes (très-usités en Italie).

Les pilules de quinine sont rarement administrées drns le paludisme. On craint que leur enveloppe n'empêche l'absorption du médicament. Elles sont fréquemment employées dans les névralgies de toute nature, dans le diabète, où on les associe à l'arseniate de soude.

Voie rectale. — Les lavements sont quelquefois très utiles, quand la quinine ne peut être absorbée par l'estomac, et quand les injections hypodermiques sont impraticables. Ce dernier cas se présente plus souvent qu'on ne croît. Nous avons vu dans notre famille, une personne qui fut atteinte de typho-malaria, et dont la convalescence fût traversée par des accidents pernicieux, mettant plusieurs fois la vie en péril. Il était absolument impossible de faire de nouvelles injections de quinine, la peau étant devenue d'une suceptibilité extrème, au point que chaque injection risquait de provoquer un abcès avec des décollements considérables. Nous nous trouvâmes bien des lavements qui jugulèrent complétement la fièvre, et dont la formule était :

> Chlorhydrate de quinine...... 5 gr.
> Antipyrine................... 2 gr.

Les doses paraissent très fortes, mais nous n'avons jamais eu d'accidents; les sensations de vertige étaient peu marquées, à condition que la personne garda le lit.

Il faut en général tabler sur ce fait plus ou moins vérifié, que l'absorption par la muqueuse rectale est deux fois moindre que par la muqueuse gastrique ; par conséquent on doit donner par lavements une dose double de celle qu'on donnerait par ingestion.

L'eau, véhicule du lavement, doit être peu abondante, pour empêcher le rejet du lavement, aussitôt qu'il a été administré. Aussi, conseillons-nous de dissoudre le sel de quinine (sulfate ou chlorhydrate) dans du jus de citron ou dans du vinaigre, et de faire le plein avec de l'eau, de manière à ne pas avoir plus de 100 gr. de liquide, même chez les enfants. Une seringue en verre ou une sonde de Nélaton, enfoncée de cinq ou six centimètres, est un appareil suffisant pour ces lavements. Chez les enfants, la simple poire en caoutchouc remplit l'office de seringue.

Il est clair qu'avant le lavement de quinine il est bon

d'en administrer un autre d'eau tiède qui nettoiera l'intestin.

Les lavements ne sont cependant pas une méthode très suivie, puisqu'on ne sait jamais quelle dose de quinine a été absorbée.

Les suppositoires chez les jeunes enfants particulièrement peuvent rendre quelques services, mais c'est une méthode encore moins suivie que celle des lavements.

Voie cutanée. — Les pommades à base de quinine sont à peu près abandonnées pour le traitement du paludisme. Le médicament est mal absorbé et produit des phénomènes irritants. La méthode endermique (peau dépouillée de l'épiderme par vésication ou autrement) est également à rejeter, en raison de l'irritation qu'elle amène, irritation sans avantages compensateurs.

Voie sous-cutanée. — Les injections ont de plus en plus de succès, maintenant que les progrès de l'antisepsie permettent d'éviter presque à coup sûr les abcès, les gangrènes, autrefois si fréquents. Pendant près de dix ans nous avons vu pratiquer par les étudiants, à l'hôpital de Mustapha, des milliers d'injections de quinine, et nous n'avons vu qu'une ou deux fois des escarres se produire. En somme, l'escarre d'origine quinique est devenue une curiosité, à moins qu'il s'agisse de cas analogues à celui dont nous parlions plus haut, et dans lesquels la peau a subi des altérations considérables. L'étudiant qui a occasionné un tel accident est vivement pris à partie par ses camarades.

Les injections ont seulement l'inconvénient d'être douloureuses. Il ne semble pas que l'association du chlorhydrate de cocaïne atténue la douleur, alors qu'au contraire l'adjonction d'un peu d'antipyrine aurait cet effet.

Il faut donc, pour faire une injection de quinine :
1º S'assurer que la solution est irréprochable, ne contient
pas de moisissures, auquel cas on la filtrerait et on la
porterait à l'ébullition pendant quelques minutes ;
2º Prendre toutes les précautions usuelles d'antisepsie. —
L'injection doit être poussée profondément dans le tissu
cellulaire sous-cutané ; une injection trop superficielle
serait favorable à la production d'une escarre.

Avec de telles précautions, il n'y aura pas de suites
fâcheuses. Au niveau du point injecté il se développera
une nodosité qui disparaîtra peu à peu.

Le tétanos que l'on a observé parfois après des injections de quinine, provenait de ce que la solution renfermait le bacille tétanique, par conséquent était impure.

Les formules d'injection sont nombreuses. — Un principe, c'est que les solutions pour injections hypodermiques ne doivent pas être trop concentrées. Il ne faut
pas qu'elles renferment plus de 0 gr. 30 centigr. ou
0 gr. 50 centigr. de sel par seringue de Pravaz, de la
contenance d'un gramme (dans les pays chauds, la
seringue de Lüer, toute en verre, facilement stérilisable,
qui n'expose pas aux ennuis provenant de l'altération du
caoutchouc, tend à se substituer aux autres modèles).

Le sulfate ou le chlorhydrate peuvent être employés
en solution. Ils peuvent être mis extemporanément en
solution dans l'eau bouillie, à condition qu'on les mélange d'abord avec un acide (acide tartrique ; eau de
Rabel, acide tartrique).

Voici une formule de Vinson, donnée par Laveran :

Sulfate de quinine...   1 gr.
Eau distillée........   10 gr.

15.

Eau de Rabel ....   1 gr.

Acide tartrique......   0 gr. 50 centigr.

Le sels les plus habituellement employés en injections hypodermiques sont : le bichlorhydrate et le chlorhydrosulfate.

Bichlorhydrate de quinine........   5 gr.

Eau distillée, q.s.q.............   10 cmc. (De
    Beurmann et Villejean).

1 centimètre cube de la solution représente 0 gr. 50 c. de sel de quinine.

L'antipyrine en association avec le bichlorhydrate ou tout autre sel, augmente la solubilité du sel et rend l'injection un peu moins douloureuse. Voici une formule de Laveran :

Quinine (monochlorhydrate).....   3 gr.

Antipyrine.....................   2 gr.

Eau distillée.................   6 gr.

On peut remplacer le monochlorhydrate par le bichlorhydrate et 1 centimètre cube de la solution contient 0 gr. 30 centigr. de sel de quinine.

Il y a dans le commerce des ampoules et des lentilles contenant 0 gr. 10 centigr. de bichlorhydrate. Elles permettent de préparer extemporanément des solutions pour injections hypodermiques et sont précieuses en campagne.

Comme il faut injecter parfois 2 gr. de sel de quinine en 24 heures, il est nécessaire de pratiquer plusieurs fois par jour des injections sous-cutanées, puisque chaque seringue de 1 gr. ne contient que de 0 gr. 30 centigr. à 0 gr. 50 centigr. de sel.

Comme d'autre part, dans les formes graves du paludisme, il faut soutenir le cœur et relever le tonus général par du sérum artificiel, on peut mélanger la quinine au sérum, ce qui évitera de faire plusieurs injections et permettra de donner de suite une dose massive du médicament, qui, ainsi dilué dans 50 ou 100 gr. de liquide, ne sera pas irritant.

Voie intra-veineuse. — Bacelli a préconisé les injections intra-veineuses dans le paludisme. Il injecte dans une veine du pli du cou de 0 gr. 40 à 0 gr. 50 centigr. de chlorhydrate de quinine, avec cette solution :

Chlorhydrate de quinine..... 1 gr.

Chlorure de sodium........ 0 gr. 75.

Eau distillée.............. 10 gr.

Laveran estime que cette méthode dangereuse pourrait être réservée aux formes très graves, aux accès pernicieux algides par exemple, dans lesquels l'absorption par voie sous-cutanée risque d'être insuffisante.

La solution doit être injectée avec grandes précautions, et goutte à goutte.

Modes d'administration de la quinine suivant les formes du paludisme.

Fièvres intermittentes. — Deux méthodes étaient préconisées autrefois pour le traitement des fièvres intermittentes. La méthode de Torti consistait à administrer le quinquina immédiatement avant l'accès ; la méthode de Sydenham consistait à le donner le plus loin possible de l'accès à venir, ce qui fut aussi la pratique de Bretonneau et de Trousseau. Aujourd'hui on admet également qu'il ne faut pas donner la quinine pendant l'hyperthermie ; alors la quinine augmente la céphalalgie, les nausées et le délire. Bacelli a remarqué que, après des injections intra-veineuses de 1 gramme de quinine dans un accès pernicieux, les hématozoaires n'étaient modifiés ni dans leur forme, ni dans leurs mouvements, ni dans leur nombre, pendant les six premières heures. D'après Manquat, le début de l'accès n'étant pas le frisson, mais l'exagération des combustions organiques qui précède l'élévation thermique, il faudrait donc distinguer entre le début réel et le début apparent de l'accès, et comme la quinine s'élimine surtout dans la sixième heure après l'absorption, il conviendrait de donner le médicament six heures avant le début réel. L'écart entre le début réel et le début apparent varierait suivant les divers types d'intermittence. Pour déterminer le début réel, il faut examiner l'urine, qui révèle une exagération importante du chiffre de l'urée, ce qui montre l'activité accrue des combustions organiques. Dans le type quotidien il y aurait un écart de moins de deux heures entre le début réel et le début apparent ; dans le type tierce, l'écart serait de 6 à 8 heures; dans le type quarte, il serait de 12 à 18 heures. La conclusion pratique, c'est qu'il faudrait administrer la quinine 8 heures avant le frisson dans le type quotidien, 12 heures dans le type tierce et 18 à 24 heures dans le type quarte

Il est difficile d'établir sur ces données un traitement du paludisme, car le début apparent de l'accès n'est pas toujours net, tant s'en faut : le frisson manque souvent. En règle générale, on se contente de donner la quinine avant le début présumé de l'accès, et aussi loin que possible de l'accès.

Treille et Legrain donnent la quinine immédiatement avant l'accès. L'accès qui vient n'est pas influencé, mais si la dose de médicament est suffisante, l'accès suivant ne se produit pas. M. Treille va plus loin que les classiques (Laveran), qui déclarent que la fièvre intermittente, une fois coupée, reparaît d'ordinaire au bout de 7 à 8 jours. Pour lui, la quinine à dose convenable coupe toujours les accès pour une période minima de 5 jours.

Treille et Legrain conseillent d'employer des doses différentes pour les divers types de fièvre : pour la quotidienne, il faudrait 2 gr. 50, pour la tierce 2 grammes, pour la quarte 0 gr. 25 cent. La tierce se jugulerait d'elle-même après un nombre impair d'accès (5-7-9) ; la quinine serait inutile.

Cette méthode de traitement pourrait s'appeler le traitement par doses massives et servir pour la quotidienne et la tierce. Nous l'avons employée fréquemment, et ces doses élevées données d'un coup nous ont paru sans inconvénients et présenter le grand avantage d'assurer une apyrexie définitive, probablement en tuant à la fois tous les hématozoaires. Nous avons laissé évoluer un cas de tierce, et nous avons vu qu'il avait fallu seize accès pour obtenir la jugulation spontanée.

Nous avons également laissé évoluer sans traitement quelques quartes, et nous avons vérifié que la dose de 0 gr. 25 cent. suffisait pour couper plusieurs accès, mais nous estimons qu'il faut des doses plus élevées pour amener une apyrexie définitive.

A notre avis, les doses massives employées au début des accès ont le grand avantage d'éviter le surmenage de l'organisme par l'administration quotidienne de doses plus faibles. Les effets de la quinine sur la nutrition générale qu'elle entrave avec des doses supérieures à 0 gr. 25 cent., plaident en faveur d'une telle méthode, d'autant moins que, nous le répétons, elle ne présente pas d'inconvénients.

Une dose de 2 gr. ou 2 gr. 50 tous les dix jours est probablement moins nuisible que l'administration d'un gramme ou 1 gr. 50 pendant plusieurs jours consécutivement.

Laveran préconise un traitement discontinu (méthode des traitements successifs) qui est en somme la méthode la plus suivie, et dont voici la description d'après l'auteur (page 353 du *Traité du paludisme*). Les 1er, 2e et 3e jours 0 gr. 80 à 1 gr. par jour de chlorhydrate de quinine.

Du 4e au 7e jour, pas de quinine.

Les 8e, 9e et 10e jours, 0 gr. 60 à 0 gr. 80 de chlorhydrate de quinine.

Du 11e au 14e jour pas de quinine.

Les 15e et 16e jours 0 gr. 60 à 0 gr. 80 de chlorhydrate de quinine.

Du 17e au 20e jour, pas de quinine.

Les 21e et 22e jours, 0 gr. 60 à 0 gr. 80 de chlorhydrate de quinine.

« Je n'ai pas la prétention, dit Laveran, de donner une formule applicable dans tous les cas de paludisme ; la prescription donnée devra être souvent modifiée, notamment dans les fièvres graves des pays chauds. »

Faut-il traiter dès le début les fièvres paludéennes ? Nous avons dit, nous appuyant sur les données parasitologiques établies surtout par les auteurs étrangers, qu'on pouvait sans danger attendre la production de quelques accès, avant d'instituer le traitement, quand il s'agissait de tierces ou de quartes, ces fièvres ne conduisant pas à la perniciosité ou à la cachexie. Il faut encore que le sujet ne présente aucune tare organique, particulièrement du côté des reins ou du cœur, parce que dans ces cas, il peut être exposé à des accidents pernicieux, même avec une tierce ou une quarte.

Chez les enfants, les doses devront être naturellement diminuées, mais la méthode sera la même. Les lavements et les injections peuvent être employés avec succès. D'après J. Simon (cité par Laveran), voici quelles seraient les doses : chez les enfants au-dessous d'un an, 0 gr. 5 à 0 gr. 10 cent. de chlorhydrate de quinine dans un lavement.

Chez les enfants de 1 à 2 ans, 0 gr. 10 à 0 gr. 20 cent.

Chez les enfants de 2 à 4 ans, 0 gr. 20 à 0 gr. 30 cent.

Chez les enfants de 4 ans et plus, 0 gr. 30 à 0 gr. 40 cent. par jour, en plusieurs doses.

Fièvres rémittentes et continues. Accès pernicieux et accidents pernicieux. — Dans ces cas là, il ne faut pas hésiter à donner de fortes doses immédiatement, mais les donner de préférence, si l'on peut, bien entendu, pendant les périodes où la fièvre est la moins vive : 2 gr. à 2 gr. 50 en injections dans du sérum artificiel (250 gr. à 300 gr.) sont une dose suffisante et nécessaire. La médication adjuvante est ici d'une importance extrême. Nous y reviendrons en détail.

Dans certains accès fort graves, la méthode d'injections veineuses (Bacelli) est peut-être utilisable, comme la méthode d'injections intra-trachéales (Jousset de Bellesme, Annequin).

Dans les accidents pernicieux, il ne faut pas perdre de vue la lésion antérieure, indépendante du paludisme, qui vient subitement aggraver celui-ci.

Paludisme chronique et cachexie. — Dans ces états, la quinine a un rôle bien moins efficace que dans le paludisme aigu. Toutefois, il faut l'employer dans les rechutes ou récidives de fièvres, qui, au fur et à mesure qu'elles se répètent, viennent aggraver l'état du malade.

Le symptôme principal du paludisme chronique, la tuméfaction de la rate, n'est modifiée que lorsque le viscère n'est pas atteint encore de sclérose fibreuse.

Accidents produits par les sels de quinine. — Les auteurs citent un grand nombre d'accidents provenant de la quinine. Il s'agit généralement de doses fortes, et il faut aussi faire la part de certaines idiosyncrasies.

Dans le cas de L. Guinon, les accidents survinrent chez un neurasthénique qui, avec l'intention de se suicider, avait absorbé 8 grammes de sulfate de quinine. Il y eut du collapsus, du refroidissement des extrémités, de la cyanose de la face, de la surdité et de la cécité, symptômes qui furent transitoires et allèrent en s'atténuant.

Trousseau et Pidoux ont rapporté deux cas avec exagération considérable des phénomènes nerveux, avec délire intense, après administration de 1 gr. 25 et de 3 gr. de sulfate de quinine.

Voici deux cas mortels rapportés par Laveran : deux soldats voulant se purger, se trompèrent de bouteille et absorbèrent une solution de sulfate de quinine, soit 12 grammes pour chacun d'eux. Une demi-heure après l'absorption du médicament, ces deux hommes furent pris de crampes d'estomac et de vomissements, pâleur de la face, dilatation des pupilles, respiration courte, refroidissement, pouls petit, irrégulier, ralenti, parfois insensible; bourdonnements d'oreilles; tendance à la syncope.

Chez l'un des malades, les accidents allèrent en s'amendant; l'autre mourut dans une syncope.

Laveran fait remarquer que les accidents cardiaques ont dominé la scène. En effet, la physiologie expérimentale montre également que la quinine est un poison cardiaque, et que dans le cas d'intoxication prononcée, le cœur s'arrête en diastole.

A un degré moindre, les accidents peuvent se réduire à de l'intolérance stomacale (vomissements), ou à de l'ivresse quinique, caractérisé par de la titubation et du vertige.

D'après Hayem, le délire quinique se montrerait sous deux formes : 1º une forme active, bruyante, avec de l'agitation, de la loquacité, des éclats de voix; 2º une forme calme avec de la stupeur, de l'abattement.

Il est bien rare que l'organisme ne puisse supporter en vertu d'une susceptibilité spéciale, les doses thérapeutiques de quinine. Nous n'avons jamais rencontré de sujet pour qui nous devions renoncer au médicament.

Tomaselli a décrit une fièvre ictéro-hématérique, chez des personnes ayant absorbé de la quinine et ressemblant beaucoup à la fièvre bilieuse hémoglobinurique.

Il semble bien que la quinine puisse produire l'hémoglobinurie, chez les paludéens; mais il faut probablement un autre élément que le paludisme, puisque l'hémoglobinurie ne s'observe pas partout, mais dans des zónes assez limitées.

Eruptions quiniques. — Il faut encore tenir compte ici des prédispositions individuelles, comme dans tous les érythèmes. Les formes les plus connues sont la forme urticarienne et la forme scarlatiniforme.

Les ouvriers qui manipulent la poudre de quinquina ou de la quinine, éprouvent souvent aux mains et aux avants-bras du prurit suivi de rougeur de la peau et d'une éruption lichénoïde ; on observe quelquefois chez eux du gonflement de la face et des parties génitales. Il est à remarquer que ces accidents n'atteignent que certains ouvriers, ce qui montre qu'ici encore, une prédisposition est nécessaire (Laveran).

La quinine dans la grossesse. — On a accusé la quinine de provoquer les avortements, mais les accoucheurs admettent aujourd'hui avec raison que le paludisme non traité est la cause la plus fréquente des avortements.

En présence d'une femme enceinte, atteinte de fièvres palustres, il faut se rappeler l'action ocytocique de la maladie, et se rappeler aussi que la quinine est le remède spécifique. Contrairement à ce que pensent beaucoup d'auteurs, nous croyons que pour se débarrasser au plus vite des fièvres paludéennes chez une femme enceinte, il faut donner de suite une dose massive de quinine (2 gr. en injection). Cette pratique nous paraît inoffensive, alors que nous n'en dirions pas autant de la quinine, administrée à la dose d'un gramme par exemple tous les jours. Avec une dose massive de deux grammes, où vous obtenez une apyrexie définitive, ou vous renouvelez la dose au bout de dix à quinze jours, et sans aucun inconvénient.

AUTRES REMÈDES DANS LE PALUDISME

On a préconisé une foule de médicaments tous plus ou moins souverains dans le paludisme.

ALCALOIDES DU QUINQUINA

a) *Cinchonine.* — Le sulfate est le plus connu des sels. Il est soluble dans 65,5 parties d'eau, 5,8 d'acool,

60 de chloroforme. Moutard-Martin l'a vanté dans le traitement des fièvres intermittentes, mais il a reconnu lui-même que son action était inconstante. Ce n'est donc pas un médicament sûr et on l'a abandonné, bien qu'il coûte moins cher que le sulfate de quinine.

b) *Cinchonidine. Isomère de la cinchonine.* — On emploie le bromhydrate et le sulfate, qui auraient donné des succès. (Le Juge, Wedel, Gubler.)

c) *Quinidine. Isomère de la quinine.* — Suivant Dougall, elle viendrait en première ligne comme efficacité après la quinine, avant la cinchonidine et surtout la cinchonine ; d'après Broquet, la valeur thérapeutique du sulfate de quinine et celle de la quinidine paraissent égales. (Manquat).

d) *Quinoléine.* — Liquide incolore, de saveur forte, acre et amère ; peu soluble dans l'eau froide. Elle fait partie de la série aromatique et sert d'intermédiaire entre les alcaloïdes du quinquina et les médicaments tirés du groupe des phénols et des oxyphénols ; elle paraît douée de propriétés antiseptiques. (Manquat.)

e) *Quinoïdine.* — Ce ne serait pas un alcaloïde, d'après Pasteur, mais un mélange en proportions variables de cinchonine, de quinine, de cinchonidine et de quinidine.

Elle a été employée avec succès par Burdel (de Vierzon).

Euquinine. — C'est un éther éthylcarbonique de quinine. Elle se présente sous forme de cristaux blancs, insipides, peu solubles dans l'eau, mais facilement solubles dans l'alcool, l'éther et le chloroforme. Elle est de réaction basique et forme avec les acides des sels cristallisables.

D'après Von Noorden, elle se distingue de la quinine,
d'abord parce qu'elle est presque insipide, d'où avantage
pour l'administration aux enfants, puisqu'elle n'occa-
sionne pas d'embarras gastrique ni de bourdonnements
d'oreilles, ou à un bien moindre degré que la quinine.
Von Noorden a trouvé que dans le traitement de la co-
queluche, de la fièvre hectique des tuberculeux, de la
fièvre d'origine septique, de la pneumonie, de la dothiénentérie à la période des grandes oscillations thermiques
et enfin des névralgies, 1 gramme de quinine pouvait
être considéré comme correspondant à 1 gr. 50 ou
2 grammes d'euquinine.

On se sert d'euquinine, mais non du chlorhydrate d'euquinine qui est de saveur très amère. Le tannate d'euquinine, également insipide, pourrait aussi être employé.

On peut la donner dans du lait, dans du chocolat, en
cachets, à doses doubles du sulfate de quinine. Dans deux
cas de malaria, Mannaberg a obtenu deux succès. Plane-
grossi et Conti ont également été très satisfaits du traitement de vingt cas de fièvres intermittentes. Nous verrons
que Celli et d'autres l'ont employé à titre prophylactique. Ce médicament coûte cher et ne supplantera pas la
quinine.

Arsenic et ses composés. — C'est Boudin qui, en Algérie, fût le grand apôtre de l'arsenic. La médication
de Boudin consistait à administrer l'acide arsenieux, à
faire vomir et à donner une alimentation des plus récon-
fortantes.

Voici les règles posées par Boudin (d'après Laveran).

1º Faire vomir le malade au début ;

2° Donner l'arsenic à dose fractionnée, c'est-à-dire en plusieurs prises, dont la dernière, deux heures au moins avant l'accès à combattre ;

3° Profiter de la tolérance qui existe au début pour administrer la dose la plus forte d'arsenic et diminuer graduellement la dose à mesure que la tolérance baisse;

4° Prendre le médicament pendant les phases d'apyrexie aussi bien que les jours de fièvre ;

5° Continuer le traitement pendant un temps proportionné à l'ancienneté de la maladie;

6° Faire usage d'une alimentation substantielle très abondante, vin généreux.

Boudin ne craignait pas les doses élevées. La liqueur dite de Boudin était une solution à 1. p. 1000 d'acide arsénieux. Il donnait jusqu'à 0 gr. 10 de celui-ci par 24 heures.

L'acide arsénieux était donc considéré comme fébrifuge, ce qui est très contesté maintenant. Dans le paludisme chronique, ce médicament paraît agir sur les accès irréguliers qui s'observent souvent dans cet état, mais ces accès ne sont pas toujours de nature palustre, ne sont pas toujours dus à l'hématozoaire, mais relèvent souvent d'une infection secondaire. Il n'est pas douteux que l'acide arsénieux soit un tonique général et ait une influence souvent héroïque sur les accidents du paludisme chronique ; mais il n'est pas nécessaire pour obtenir de bons résultats d'user des fortes doses de Boudin. Les petites doses répétées longtemps agissent très bien. Il est préférable de recourir à l'arseniate de soude au lieu de l'acide arsénieux, le premier paraissant être mieux supporté et produisant beaucoup moins fréquemment les troubles digestifs dont les composés arsenicaux

provoquent l'apparition. Il suffit de donner l'arseniate
de soude dans une solution aqueuse, ce sel étant absolument insipide. Les vins à base d'arseniate de soude
n'ont aucun avantage, et sont plutôt nuisibles, surtout
dans les pays chauds, où l'estomac les supporte difficilement.

Dans ces dernières années le professeur Gautier a étudié l'action de deux nouveaux composés arsenicaux, le
cacodylate de soude et l'arrhénal, qu'il a considérés
comme fébrifuges, mais qui d'après la majorité des auteurs, n'agissent pas sur l'accès, et ont seulement une influence favorable sur la détérioration générale due au paludisme chronique.

Le cacodylate de soude est un acide du méthyl arseni-
que. Il se présente sous forme de prismes rhombiques,
très solubles dans l'eau et l'alcool.

Le cacodylate de soude serait très riche en acide arsénieux ; il en contiendrait 54 p. 100, mais chose importante, il serait très peu toxique. Le docteur Danlos l'a
utilisé dans les maladies de la peau ; il en donne jusqu'à
0 gr. 25 par jour à l'intérieur et 0 gr. 10 en injections hypodermiques.

La voie hypodermique est le procédé de choix. Donné par
la bouche ou en lavement, la cacodylate a une action irritante sur les muqueuses gastrique et rectale, action irritante
due à l'oxyde de cacodyle, qui se forme par décomposition dans le tube digestif du cacodylate de soude. Cet
oxyde de cacodyle a une odeur alliacée, qui peut in-
commoder non seulement le malade, mais son entou-
rage.

Il faut le considérer tout simplement comme un agent
reconstituant général, et agissant principalement par

voie hypodermique. On en donne par cette voie 0 gr. 01,
0 gr. 02, jusqu'à 0 gr. 05 par jour dans le paludisme
chronique, ou dans la convalescence des formes aiguës.
Widal a remarqué qu'à la suite de cette administration
prolongée pendant un certain temps, le nombre des globules rouges était accru.

Formules de A. Gautier :

    1. Cacodylate de soude......   1 gr.

       Eau distillée.............   20 —

contenant 0 gr. 05 par XX gouttes ; commencer par
V gouttes, et aller graduellement jusqu'à XX.

    2. Cacodylate de soude....   6 gr. 40

       Alcool phénique.......   X gouttes.

       Eau distillée et stérilisée.   100 —

soit 0 gr. 05 par centimètre cube ; commencer par un
quart de seringue.

Le cacodylate de fer est peu employé :

Les cacodylates de quinine qui ont été isolés sont inu-
sités.

L'arrhénal est encore appelé nouveau cacodylate, sel
arsenical B.

C'est au point de vue chimique, du méthyl arséniate
disodique, ne donnant pas lieu comme le cacodylate, à
un oxyde de cacodyle par décomposition, et étant par
conséquent moins irritant.

Après une communication de M. le professeur Gautier,
de l'Académie de Médecine, le docteur Bellet expérimenta
ce sel dans les fièvres paludéennes d'Algérie, et il obtint
d'excellents résultats, qui ne furent pas confirmés par
d'autres observateurs. On le donne à la dose de 0 gr. 05
centigr., 0 gr. 10 centigr. en injections hypodermiques,
en pilules ou en solutions.

Pour notre part, nous n'avons pas vu que l'arrhénaj eût une supériorité, donné par ingestion, sur les préparations arsénicales anciennes. Le cacodylate en injections hypodermiques est préférable.

Chlorhydrate de phénocolle. — Poudre blanche, cristalline, soluble à 17° dans 16 parties d'eau. C'est un antithermique et aussi un analgésique. F. Pucci, sur 20 cas traités avec le chlorhydrate de phénocolle a obtenu 17 guérisons, deux cas douteux, un insuccès. Il le donne à la dose de 0 gr. 15 à 0 gr. 25 centigr.; quatre ou cinq heures avant l'accès, mais dans la journée entière, il atteint la dose de 0 gr. 50 centigr. à 1 gr., qui peut être porté à 2 gr. ou 2 gr. 50. Chez les enfants, il donne 0 gr. 50 à 0 gr. 75 centigr. On doit donner le médicament pendant 4 ou 6 jours, pour obtenir un résultat durable.

Moncorvo qui le donna à des enfants au Brésil, à la dose de 0 gr. 25 centigr. à 0 gr. 30 centigr. par jour en fut très satisfait.

Comme la toxicité du sel est nulle, il est possible d'augmenter les doses indiquées.

Cupreïne. Quinéthyline. Quinopropyline. — Ces corps ont été extraits du quina copréa et ont été étudiées par Laborde, Grimaux et Bourru.

La cupreïne méthylique ou quinéthyline serait plus active que le sulfate de quinine dans le paludisme.

Les expériences sont trop peu nombreuses pour être concluantes.

Bleu de méthylène. — De ce que cette substance colorait fort bien les hématozoaires, Guttmann et Ehrlich eurent l'idée de l'employer dans le traitement du paludisme. Ils donnèrent le bleu à quelques malades atteints de fièvre intermittente à la dose de 50 centigr., par fraction de 10 centigr. toutes les trois heures, et pendant une huitaine de jours. Les résultats furent favorables.

A Madagascar, le docteur Durbec dit avoir obtenu des succès dans les névralgies palustres à l'aide de pilules contenant 10 centigr. de bleu, et données à raison de 5 à 6 quotidiennement.

Boinet, à Marseille, aurait été également satisfait de cette médication (0 gr. 60 centigr. à 1 gr. de bleu par jour) dans des cas d'infection paludéenne récente.

Laveran n'a jamais observé d'effets bien nets, et nous nous souvenons des expériences auxquelles nous assistions dans son service, comme stagiaire, en 1892, expériences qui furent en partie négatives. Laveran conseilla cependant d'user ce médicament en cas d'intolérance de la quinine et dans les cas de fièvres intermittentes légères.

Il est certain qu'il faut se méfier d'une telle substance, dont la pureté n'est pas toujours parfaite.

Eucalyptus. — Cet arbre a été considéré comme l'arbre sauveur en Algérie et dans d'autres contrées infestées de paludisme. Il a contribué, en raison de ses racines absorbantes, à assainir nombre de régions, et l'on a voulu trouver dans ses feuilles ou son écorce des substances capables d'agir sur les fièvres intermittentes.

Quelques auteurs auraient obtenu des succès avec de la teinture d'encalyptus, à la dose de 4 gr. par jour. On l'a abandonnée à l'heure actuelle.

Tanin. — Bourlier et Alix l'ont prescrit à des doses assez fortes (4 gr. par jour) dans des tisanes, prises en abondance, et s'en sont montrés satisfaits. Ces doses élevées de tanin ne doivent pas être bien supportées par

16

l'appareil digestif, et nous doutons de leur efficacité dans le paludisme.

Antipyrine. — Elle n'a guère qu'un avantage, c'est de rendre la quinine plus soluble et plus supportable. Cependant, d'après Antony, on aurait pu la donner avec succès dans les fièvres rebelles à la quinine.

Pambotano. — On utilise l'écorce de cet arbre, dont le nom botanique est Calliendra Houstoni, de la famille des Legumineuses Papilionacée. On le rencontre dans les terres chaudes du Mexique (Vera-Cruz).

Plusieurs chimistes ont étudié cette plante (Nicolas de Arellano, Moralès, du Mexique, M. Villejean). Ils y ont trouvé du tanin, des matières grasses, une résine soluble. M. Bocquillon a isolé un glucoside. M. G. Pouchet a isolé une résine active, un alcaloïde, ce dernier en très petite quantité (thèse de Dinan, Paris 1896).

C'est Valude qui le fit connaître en France, en communiquant les bons résultats obtenus dans le traitement des fièvres paludéennes de Vierzon.

Nous-même avons expérimenté cette substance que nous avons donné en décoction à la dose de 80 gr. dans une tisane, dans de l'infusion de corossol, par exemple, que nous trouvions aux Antilles avec facilité. La décoction de Panbotano est en effet très nauséeuse, et son administration provoque parfois des vomissements. Nous avons également expérimenté un élixir. Nos résultats ont été excellents, et nous avons souvent vu la fièvre coupée définitivement après l'absorption d'une dose unique. La médication peut être donnée en plein accès ; la fièvre ne tarde guère à tomber, au milieu de sueurs abondantes (Académie de Médecine, août 1895).

Il serait désirable que l'on pût se procurer ce médicament en France. Malheureusement cela est très difficile, nous ignorons pour quelles raisons.

Aujourd'hui l'on vend sous le nom de Calaya, un produit qui se rapproche du Pambotano, et dont nous n'avons nulle expérience.

Cryogénine. — C'est la première fois que l'on parle de ce médicament comme antipaludéen. On ne le connaît guère que comme un antithermique merveilleux, dans la fièvre des tuberculeux et dans les fièvres symptômatiques. Nous avons eu l'idée de le donner dans des accès intermittents palustres, et les trois cas que nous avons traités se sont terminés rapidement par la guérison. Il a fallu 2 gr. par jour, un gramme avant l'accès (quelques heures avant) et un gramme au milieu de l'accès, si celui-ci se produisait. L'accès suivant a semblé jugulé, et l'apyrexie a pu êre considérée comme définitive.

Il n'y a pas de conclusion à donner pour l'instant. Nous engageons les praticiens à poursuivre les opérations en ce sens, d'autant mieux que la cryogénine est absolument inoffensive, et est infiniment mieux tolérée que la quinine.

C'est une semi-carbazide aromatique isolée et préparée par Lumière. Elle se présente sous la forme d'une poudre cristalline blanche, peu soluble dans l'eau. Sa toxicité est nulle. Jusqu'à présent on ne l'a donnée qu'en ingestion.

Teinture de Warburg (mentionnée par Manson). — Elle contient de la quinine avec d'autres médicaments, et réussirait même quand la quinine aurait échoué. On la donne à la dose de 1 grammes, deux fois par jour.

Acide phénique. — Dans un cas de Dieulafoy, la fièvre intermittente fut jugulée complètement avec des injec-

tions d'acide phénique. On sait qu'il n'est pas sans inconvénients pour l'économie d'injecter de l'acide phénique
sous la peau ; l'abaissement thermique qui se produit est
le résultat d'une altération profonde du sang. Aussi a-t-on
renoncé à son emploi dans la fièvre typhoïde. On obte-
nait ce résultat de faire évoluer les fièvres typhoïdes sans
fièvre, mais leur gravité n'en était pas diminuée. Il est
probable que si cette médication se généralisait, on observerait les mêmes effets dans le paludisme. D'ailleurs
le cas de Dieulafoy est resté unique, croyons-nous.

Mélange de quinine, d'arsenic et de fer. — Ce mélange a été préconisé par Bacelli dans la malaria chronique, et est très répandu en Italie. Le fer et l'arsenic
étant des reconstituants, il n'est pas étonnant que ce
mélange dans lequel entre aussi le spécifique, ait des
effets utiles.

Opothérapie, Sérothérapie. — Alexeïeff et Critzmann
(1895) pensèrent à donner en ingestion de la rate et de
la moelle osseuse de bœuf pour combattre le paludisme.
De même Danilewsky et Cohnstein. Les résultats étaient
encourageants.

Nous avons essayé l'ingestion de rate il y a plusieurs
années dans le paludisme chronique. Nous n'en avons pas
été très satisfait, d'autant mieux que les malades éprouvaient une grande répugnance à absorber ces aliments qui
devaient être pris crus.

On trouve, dans le commerce, des capsules ou tablettes
dosées à 0 gr. 25 (une à trois fois par jour) et de l'extrait
glycériné pour injections hypodermiques.

Nous avons obtenu d'assez bons effets dans le paludisme aigu et chronique, des lavements de poudre d'extrait hépatique. Les lavements d'huile de foie de morue,

qui pour nous, sont la véritable médication des complications hépatiques de la fièvre typhoïde, trouvent leur indication dans les cas où le paludisme se porte principalement sur le foie. Est-ce comme produit hépatique qu'agit l'huile de foie de morue ou comme reconstituant? Nous ne pouvons pas le dire, mais nous publierons un jour les résultats obtenus avec les lavements d'huile de foie de morue dans la fièvre typhoïde (forme hépatique) et dans le paludisme. Nous donnons dans ces cas là un lavement quotidien de 250 grammes d'huile de foie de morue.

Les injections de sérum d'animaux réfactraires au paludisme, de la chèvre (Gros), du cheval, ne paraissent pas avoir été suivies d'effets favorables.

Médications adjuvantes. — On a pensé pendant longtemps que la quinine ne pouvait agir seule, et qu'il fallait faire précéder son administration d'un évacuant, vomitif ou purgatif, ou d'une saignée. Les évacuants sont inutiles, font perdre du temps, et l'on sait que dans les cas graves, il faut se presser et administrer aussi vite que possible le spécifique.

Quant à la saignée, elle a ses indications dans le cas de congestions intenses (pulmonaires ou cérébrales), mais elle ne doit pas être employée systématiquement comme le voulait Broussais pour diminuer l'irritation. Et surtout on ne doit pas la répéter plusieurs jours de suite, comme on le faisait alors qu'on la pratiquait largement. D'ailleurs la saignée était considérée par beaucoup comme le meilleur moyen d'acclimatement. On prenait modèle sur les anciens habitants du pays, qui dans la zone intertropicale, étaient anémiés considérablement et résistaient au paludisme dans une certaine mesure. On croyait que cette

16.

anémie providentielle préserverait à elle seule du paludisme et l'on cherchait à obtenir l'anémie le plus rapidement possible, la saignée étant le moyen le plus pratique. Une telle théorie a dû produire des désastres ; elle est aujourd'hui justement abandonnée.

Indépendamment des évacuants et de la saignée, il est utile de donner quelques conseils sur la conduite à tenir pendant un accès de fièvre.

Durant la période de frisson, il est utile de réchauffer le malade à l'aide de briques chaudes, de fers chauds etc. et en le couvrant modérément. Une potion tonique (acétate d'ammoniaque, 2 grammes teinture de cannelle 4 grammes) sera un adjuvant excellent.

Durant la période de chaleur, l'antipyrine trouve son indication si la céphalalgie est très marquée. Le plus simple, c'est de donner l'antipyrine en même temps que la quinine, pendant l'apyrexie, quitte à répéter la dose d'antipyrine (1 gr.) au milieu de l'accès, si la céphalgie s'est manifestée, en dépit de la médication. Bertrand et Klynens conseillent de donner deux doses de poudre de Dower de cinquante centigrammes chacune à une demi-heure d'intervalle. La poudre de Dower calme l'agitation et hâte l'apparition du stade de sueur. Ce médicament, comme tous les opiacés, a des inconvénients ; il pousse à la constipation et congestionne l'encéphale.

Durant la période de sueur, le malade évitera les refroidissements. Il changera plusieurs fois de flanelle et de chemise, et se reposera dans des draps frais, sitôt que cette période sera terminée. En dépit du bien être qu'il ressent alors généralement, il ne reprendra pas immédiatement ses occupations, ce qui serait une grave imprudence.

Si, la fièvre passée, les phénomènes bilieux qui ont pu être plus ou moins intenses pendant l'accès (fièvre intermittente bilieuse), persistent encore, il faudra recourir aux évacuants, et de préférence à l'ipéca en lavage (4 grammes dans un litre de tisane à prendre dans la journée), à des purgatifs comme le calomel (0 gr. 60 à 1 gramme en une fois), à la glace prise en quantité modérée. La glace est un véritable médicament dans les pays chauds, à condition qu'on sache la manier. Au cours d'un accès, quelques petits morceaux de glace dans la bouche entretiennent une fraîcheur agréable, et s'opposent, par une lubréfaction constante, à la production d'infections secondaires : gingivites, amygdalites, etc... La glace prise à petites doses a des effets digestifs indéniables, et en cas d'excès de bile dans l'intestin ou l'estomac, elle paraît stimuler les fonctions de ces organes et hâter l'évacuation de la bile. Il n'en est pas moins vrai que l'abus des boissons glacées est condamnable. L'on a vu souvent des accès pernicieux pris pour des insolations survenir chez des paludéens, à la suite d'une absorption d'un grand verre d'eau glacée.

Quand, suites des accès de fièvre, les digestions restent troublées par les vomissements bilieux ou alimentaires, par la torpidité de l'estomac et des organes digestifs, il faut à peu près supprimer l'alimentation carnée, recourir au lait, aux œufs, et faire boire du thé léger chaud aux repas. Il n'y a d'ailleurs rien de plus désaltérant que les boissons chaudes, et nous voyons avec plaisir que dans certaines maisons d'Alger, on prend l'habitude, pendant la saison chaude, de servir du thé ou du café au lait chaud, au lieu de limonades glacées qui augmentent la torpidité de l'appareil digestif, parce que la glace y est distribuée trop largement. C'est d'ailleurs une imitation des habitudes anglaises, qui ont cours non seulement dans les Iles Britanniques, mais aussi aux Indes, et le « five o'clock », adopté en France par snobisme, est une pratique hygiénique, qu'il faut donc encourager.

Dans le cas d'une fièvre rémittente ou continue, il faut aussi se préoccuper de l'état de l'appareil digestif, mais après avoir donné la quinine, en injections le plus généralement. Contre l'état nauséeux, l'eau chloroformée saturée rend quelques services. Nous avons l'habitude de la dédoubler et d'en donner une cuiller à café toutes les heures. Quand la fièvre rémittente prend une allure grave, il faut recourir aux procédés recommandés dans toutes les maladies infectieuses, potions toni-simulantes, injections de sérum artificiel et même bains froids si la fièvre se prolonge plusieurs jours.

En cas d'hyperthermie, les bains froids conviennent encore très bien, ou à leur défaut les lotions froides et les grands lavements d'eau froide. On dit qu'il y a hyperthermie quand le thermomètre dépasse 41°.

Les accès pernicieux nécessitent la même médication adjuvante, et la saignée vient parer au danger des congestions menaçantes.

Laveran recommande aussi les révulsifs sur la tête et les révulsifs aux extrémités et les sangsues. Il préconise également une potion au chloral (4 gr.) utile chez les palustres alcooliques. Nous donnons une potion qui peut s'appeler potion de Lancereaux (4 gr. de bromure de potassium et 4 gr. de chloral) pour calmer les phénomènes délirants chez les alcooliques en proie à un accès grave.

Il faut songer que le chloral a une action déprimante sur la fibre cardiaque et surveiller cette action.

L'accès algide nécessite comme médication adjuvante les stimulants les plus énergiques (injections d'éther, d'huile camphrée) ; à l'intérieur : acétate d'ammoniaque, liqueur de Hoffmann à haute dose, et le vin de champagne glacé.

Paludisme chronique et cachexie palustre. — Le vin de quinquina et l'extrait de quinquina sont d'excellents toniques, en même temps que des adjuvants de la médication spécifique; il faut veiller seulement à ce qu'ils ne produisent pas de troubles digestifs (Laveran).

Les préparations à base de fer et d'arsenic sont également très utiles pour combattre l'anémie. Nous avons vu que certains faisaient de l'arsenic, un remède égal à la quinine, quelques-uns le considérant comme supérieur. Il faut le donner à titre d'excellent reconstituant général : liqueur de Fowler, liqueur de Pearson, liqueur de Boudin, cacodylate de soude en injection, etc.

Hydrothérapie. — Elle est excellente dans le paludisme chronique, mais doit être réglée avec prudence. Il faut éviter de donner des douches en jet sur la rate, ce qui a pu produire des accès violents, et même des accès permicieux (Laveran).

Les bains de mer qui peuvent provoquer également l'éclosion de nouveaux accès de fièvre, reconstituent l'organisme, et peuvent amener des guérisons définitives, alors que toutes les médications avaient échoué.

En somme les procédés physiques sont à conseiller, mais sous la surveillance étroite du médecin, qui tatera son malade et mesurera la médication aux réactions que présente celui-ci.

Rapatriement. — C'est souvent le seul moyen de
guérir le paludisme rebelle. mais il faut savoir que ce rapatriement ne doit pas être brusque. Certains anglais
rapatriés en Angleterre ont présenté des accès hémoglobinuriques, une fois de retour dans leur pays, alors
qu'ils n'en avaient jamais eu aux Indes. Il serait donc
utile de ménager une transition entre les zones tropicales
et les zones tempérées, pour éviter les accidents dont
nous venons de parler. C'est donc avec juste raison que
le professeur Brault (d'Alger) avait demandé, il y a quelques années aux Ministres de la guerre et des colonies
d'installer à Alger pour les militaires revenant des colonies un sanatoire, qui leur aurait permis de reprendre
des forces avant de retourner en France, en plein hiver,
comme cela arrive parfois. Il est fâcheux que cette demande n'ait pas eu de suite.

Les Anglais aux Indes. les Hollandais à Java, ont eu
l'idée de construire des sanatoires ou même de véritables
villes d'hiver où les paludéens, les anémiés et même
tous les habitants du littoral vont se réfugier pendant la
mauvaise saison (Hivernage). Dans des contrées particulièrement insalubres, ils ont pu éviter le paludisme. On
sait qu'une altitude peu considérable suffit pour se mettre à l'abri de la maladie. Dans les colonies françaises,
on a été moins bien inspiré. Les stations d'altitude du
camp Jacob, à la Guadeloupe, de Balata à la Martinique,
que j'ai visitées, il y a un peu plus de dix ans, ne sont pas
assez confortables pour atteindre le but cherché. Et dans
ces stations ou campements, le paludisme est absent, les
maladies des pays tempérés (bronchites, pneumonies) et
aussi la dysenterie ne font pas défaut, ce qui tient à la

défectuosité des baraquements construits pour abriter les troupes.

Cependant on se préoccupe actuellement de mener à bien l'édification de sanatoires mieux appropriés à leur destination, et en Indo-Chine particulièrement, les recherches en ce sens sont, paraît-il, proches d'aboutir,

Traitement hydro-minéral. — Laveran pense que les eaux de Vichy peuvent donner de bons résultats, mais il redoute l'excitation qu'elles produisent. Fayrer et Young ont recommandé les eaux de Corlsbad (cités par Laveran). Nous croyons que les eaux ferrugineuses sont plus indiquées que les autres dans la convalescence du paludisme. Le fer est un élément très utile dans les anémies et particulièrement dans l'anémie symptomatique des pays chauds, mais les préparations pharmaceutiques sont difficilement supportées et produisent des troubles digestifs. Au contraire, le fer incorporé à une eau minérale, est mieux absorbé. Les sources ferrugineuses françaises à recommander sont : Orezza (en Corse), Forges-les-Eaux (Seine-Inférieure), Bussang (Vosges). Le Bauché (Suisse), Lamelon (Sources les alpes, Souverain, dans l'Hérault, Luxeuil (Haute-Saône). Orezza et Forges-les-Eaux doivent être préférées. A l'étranger, c'est Spa (Belgique) qui est la station de choix des paludéens. Les eaux de Forges qui sont acidulées et ferrugineuses (protocrénate de fer) ont une action tonique et reconstituante. Fait important, elles ne constipent pas, et leur action sédative sur le système nerveux est très marquée.

Elles ont également des propriétés diurétiques, rares avec les eaux ferrugineuses (Dr Mathon). Les stations arsenicales (La Bourboule) sont également très utiles.

Traitement des accidents provenant de la rate.
— Les pointes de feu, les révulsifs de toute nature sont
utiles pour atténuer les phénomènes douloureux, dus à la
périsplenité. On a essayé de faire diminuer le volume de
la rate à l'aide d'injections d'ergotine et d'ergotinine, pratiquées dans le parenchyme splénique. Elles ne sont pas
sans danger (Laveran). Un traitement plus inoffensif nous
a donné quelques bons résultats : ce sont les pulverisations d'éther sur la région-splénique, pulverisations qui
pratiquées plusieurs fois par jour, atténuent les douleurs
de la région, et semble également diminuer la tuméfaction de l'organe. Si la sclérose fibreuse a envahi le parenchyme de la rate, tous les traitements échoueront.

La splénectomie a été faite plusieurs fois dans le cas de
rate ectopiée, de rupture de la rate, de rate extrêmement
tuméfiée (Liefiring, Olgiati, Hartmann, Jounesio,
Brault). Jonnesco, professeur à Bucharest, a pratiqué 22
extirpations de la rate. D'après lui, l'opération en elle-
même ne présenterait pas plus de danger que les autres
opérations abdominales. Les modifications de la crase du
sang à la suite de ces opérations déterminées par Vaquez
et Jonnesco, n'entravent pas l'hématopoièse ; les globules blancs et rouges s'augmenteraient même après l'opération.

Montuori constate que, pendant les quinze premiers
jours qui suivent l'extirpation de la rate, le pouvoir bacté-
ricide du sang reste normal, puis il diminue et disparait
presque complètement; mais cette modification est passagère, et au bout de quatre mois environ, le sang a repris son action protectrice (Roger, Mal. Infectieuses,
p. 1208).

Il y a encore beaucoup d'inconnu touchant les effets sur le sang de l'enlèvement de la rate, mais jusqu'à présent les observations autorisent à supprimer ce viscère, en cas d'accidents graves.

HUITIEME PARTIE

Prophylaxie

Au dernier congrès international d'hygiène, tenu à Bruxelles (septembre 1903), après les importantes communications de M. Billet, des professeurs Celli, Firket, Phlehn, Ross, Bernard, Vedy, Schoo, Raynaud, etde sir Patrick Manson, le Congrès vota les conclusions suivantes les premières sur la proposition du professeur Manson, les secondes sur la proposition du professeur Celli.

I. — Le Congrès, convaincu de l'importance pratique du rôle des moustiques dans l'étiologie du paludisme, insiste auprès de tous les gouvernements des pays paludiques pour que :

1º Les officiers, administrateurs ou employés, avant d'entrer au service de ces pays, fassent preuve de connaissances pratiques quant à cette notion et à ses applications :

2º Dans tous ces pays, les établissements d'instruction, qu'ils dépendent du gouvernement ou des missions, ou qu'ils soient de toute autre nature, soient invités à inscrire dans leurs programmes d'enseignement les notions relatives à la propagation du paludisme et les applications pratiques qui en découlent ;

3° Les officiers, administrateurs et employés ignorant ces connaissances ou se refusant systématiquement à les appliquer, soient considérés comme impropres au service dans les pays paludiques.

II. — La septième section du XIIIe Congrès international d'hygiène reconnaît que les moyens psychylactiques contre la malaria sont :

L'immunisation artificielle médicamenteuse par les sels de quinine :

La desinfection spécifique du sang des malariques par les sels de quinine ;

La protection mécanique des habitations et des parties découvertes du corps ;

L'isolement des malades ;

La destruction des moustiques ;

Les travaux d'assainissement, hydrauliques et agricoles.

Parmi les moyens susdits, on doit choisir ou même combiner ceux qui s'adaptent à la localité et à la population qu'il s'agit d'assainir. »

Ces notions nouvelles sur la prophylaxie du paludisme avaient déjà été formulées dans une instruction de l'Académie de Médecine, sous forme de rapport, au nom d'une commission composée de MM. Vallin, Kelsch, Railliet, Blanchard, Laveran, rapporteur (*Bull. de l'Académie de Médecine*, 29 mai 1900). Elles sont de nouveau mises en relief dans le récent volume de Laveran, sur la prophylaxie du paludisme (*Aide. mémoires*. Paris 1904).

De puissants efforts ont été tentés dans tous les pays du monde pour réaliser cette prophylaxie rationnelle Nous ne pouvons qu'en esquisser les traits principaux, renvoyons pour plus de détail aux travaux du professeur

Celli, président de la ligue italienne antimalarique, au remarquable rapport de M. Billet au Congrès de Bruxelles de 1903, rapport extrêmement documenté, et aux ouvrages précédemment cités.

Nous allons dans l'étude de la prophylaxie antimalarique suivre les propositions dans l'ordre où elles sont énumérées ci-dessus (vœu du professeur Celli). Cet ordre est voulu ; les moyens de prophylaxie se suivent d'après leur importance et leur facilité d'exécution pratique. Nous ajouterons quelques considérations sur l'hygiène générale dans les pays palustres.

I. — Immunisation artificielle médicamenteuse par les sels de quinine.

L'Anopheles par sa piqûre, transporte le germe du paludisme de l'homme malade à l'homme sain. Il en résulte que si à l'aide de la quinine, on arrive à tuer dans l'organisme de tous les paludéens de la région l'hématozoaire, les anopheles ne pouvant plus l'infecter seront devenus inoffensifs.

D'autre part, si un tel résultat ne paraît pas devoir être obtenu pratiquement, il y aura lieu de chercher à rendre l'organisme réfractaire à la maladie, à l'aide de la quinine, administrée préventivement, c'est à proprement parler ce qui constitue l'immunisation artificielle médicamenteuse, que nous avons à étudier. Nous en avons d'ailleurs parlé déjà à l'occasion de l'immunité contre la malaria.

On n'a pas encore trouvé la formule exacte qui convienne à la prophylaxie médicamenteuse du paludisme. Laveran (rapport de l'Académie), conseille de prendre, sous forme de pilule ou de vin de quinine vingt centigrammes de sulfate de quinine tous les jours ou qua-

rante centigrammes tous les deux jours. Celli l'a donnée
de diverses façons. Il a eu recours à l'enquinine d'a-
bord, dont il se déclara satisfait, mais qu'il dut abandonner, à cause de son prix élevé. Il donna en 1901, 20 à 40
centigrammes de bisulfate et de chlorydrate de quinine
(chez les enfants, la moitié), en 1902, il employa le chlorhydrate acide aux mêmes doses, et aussi ces mêmes sels
à la dose de 2 grammes tous les sept à dix jours. Le résultat de ses observations fût que le traitement prophylactique quotidien est plus efficace que le traitement
discontinu, à intervalles presque hebdomadaires. Il fait
remarquer que l'on s'habitue facilement au médicament,
et qu'au bout de quelques jours d'administration, les
symptômes gênants ordinaires ne se produisent plus,
tandis qu'avec un repos de plusieurs jours ces
symptômes se reproduisent à chaque nouvelle administration. M. Billet recommande de donner 0 gr. 30 à
0 gr. 50 cent. de quinine, répétés tous les deux ou trois
jours, et il ajoute à la quinine l'arrhénal, dont nous con-
testons la valeur, avec beaucoup d'autres. Au reste, les
mélanges de quinine, d'arsenic et de fer, expérimentés
en Italie, se sont montrés inefficaces, et avaient pour
résultat de prédisposer à la maladie par la fatigue stomacale qu'ils entraînaient. Les médecins belges, au Congo,
donnent une fois par semaine, à jour fixe, un gramme de
sulfate de quinine ou 80 centigrammes de chlorhydrate.
En cas d'intolérance, ils donnent un demi-gramme de
quinine deux fois par semaine (Bertrand et Klynens).

La quinine prophylactique semble donc être regardée
comme efficace par la plupart des auteurs. Cependant, il
y a quelques contradicteurs. Ainsi, l'an dernier, au Congrès de Bruxelles, le docteur Védy, médecin belge, expose

des faits très intéressants, que nous croyons utile de rapporter : « En 1895, dit-il, lors de mes débuts en Afrique, il était d'usage, pour se prémunir contre la malaria, de prendre tous les jours, à peu près 30 à 50 cent. d'un sel de quinine.

« Pendant la première quinzaine de séjour en Afrique, l'état de santé de tous fut excellent (13 européens). A partir de cette époque, quelques-uns de nos voyageurs ressentent de la céphalalgie ou de la lassitude ; puis tout à coup l'accès malarique typique se déclare... Sur 35 européens, venus récemment d'Europe, les résultats ne furent pas plus encourageants. Comme les précédents, ces européens prenaient à peu près régulièrement leur sulfate de quinine depuis le ur arrivée au Congo. La plupart furent atteints de fièvre paludéenne durant le premier mois passé à Stanleyville où ils vivaient dans le même état d'inaction que sur le steamer qui les avait amenés en ce lieu. L'arrivée de leur chef d'expédition, qui remplaça cette inaction par un travail soutenu, suppléa à l'insuffisance de la quinine..... Je crois pouvoir conclure de ces observations que la dose de 30 à 50 centigrammes de sulfate de quinine prise tous les jours n'était pas suffisante pour protéger efficacement l'explorateur contre la malaria, quand l'activité corporelle n'intervenait pas pour augmenter la résistance à l'envahissement du parasite malarien..... Dans la suite, j'eus l'occasion de rencontrer nombre de voyageurs ayant consommé les sels de quinine à des doses fortes et qui allaient même jusqu'à un gramme et demi par jour, mais qui éprouvaient de graves troubles digestifs à la suite de cette médication. » — En dépit de la précision de telles observations, l'opinion générale est que la quinine doit être employée à titre prophylactique et à petites doses seulement. Peut-être, dans les cas du docteur Vedy, les voyageurs en question avaient-ils commis des fautes contre l'hygiène générale, que l'emploi de la quinine ne doit pas supprimer : excès de boisson ou d'alimentation entraînant l'embarras gastrique, qui a pour conséquence d'empêcher l'absorption du médicament.

La prophylaxie par la quinine ne pourra pas de longtemps s'étendre aux indigènes, et il faudra la réserver aux Européens, seuls capables encore de la pratiquer, d'où nécessité d'éloigner les habitations européennes des agglomérations indigènes de sept ou huit cents mètres ou même d'un kilomètre. Il sera bon d'administrer la quinine prophylactique aux serviteurs indigènes appelés à vivre avec les Européens (Bertrand).

L'emploi préventif de la quinine a été l'objet de récentes observations, mais il y a très longtemps qu'on avait songé à employer ce médicament à ce titre. Les découvertes sur l'infection par les moustiques ont favorisé l'extension de cette pratique, puisqu'il faut avant tout protéger tout le monde pour empêcher les anophèles de s'infecter et de propager la maladie.

C'est ainsi qu'en Algérie, Sézary et Cornebois avaient employé avec succès les petites doses de sels de quinine (0 gr. 15 à 0 gr. 20 cent. par jour) et avaient pu, dans les centres les plus malsains, préserver les habitants soumis à cette médication.

Quennec, Vincent et Burot disent que la quinine employée à la dose de 0 gr. 30 cent. par jour et même à la dose de 0 gr. 50 à 0 gr. 75 n'a pas pour effet de supprimer absolument la fièvre, mais de rendre celle-ci moins grave.

Il faut conclure que la quinine prophylactique a fait ses preuves dans nombre de pays, surtout en Italie, mais que dans la zone intertropicale, si elle a donné des résultats satisfaisants assez souvent, elle a échoué parfois. Il n'en est pas moins vrai qu'elle doit être recommandée comme un des moyens les plus faciles à faire accepter par les Européens dans la défense contre le paludisme.

II. — *Désinfection du sang des malariques par les sels de quinine.* — Il faut soigner les paludéens non seulement pour eux-mêmes, mais pour les autres, afin de supprimer une cause d'infection des moustiques propagateurs de la maladie.

Koch a beaucoup contribué à répandre cette notion, en montrant l'importance du traitement individuel pour la prophylaxie. Il a montré également que dans les pays chauds le paludisme existait souvent à l'état latent, c'est-à-dire que le sang des habitants de la région, particulièrement des enfants indigènes, contenait l'hématozoaire, bien que celui-ci ne provoquât jamais d'accès. Ces indigènes sont l'origine, en beaucoup de circonstances, de l'infection anophélienne ; il faut donc dépister ces cas latents et les traiter énergiquement, jusqu'à ce que les hématozoaires aient complètement disparu du sang.

M. Schoo, en Hollande, a fait, il y a deux ans, des expériences qui méritent d'être retenues ; la méthode de Koch y est quelque peu battue en brèche, ou du moins sa valeur pratique est contestée. Une prophylaxie intense par la quinine fut faite dans certains villages marécageux, et malgré cela les anophèles s'infectèrent, ce qui peut tenir, dit Schoo, à trois circonstances : 1° L'existence de cas latents, qui n'existent pas en Hollande ; 2° A ce que les malades n'auraient été traités qu'après avoir eu quelques

17.

atteintes et avoir infecté des moustiques, obstacle bien
difficile à surmonter ; 3° A ce que les malades seraient
encore contagieux pour les moustiques pendant l'emploi
de la quinine.

Ce dernier point se conçoit facilement, puisque, nous
le savons déjà, la quinine n'a que peu d'influence sur les
croissants (gamètes des fièvres estivo-automnales, tropicales, etc.) et ces gamètes survivant à la médication
sont l'origine des rechutes. Il s'ensuit que les anophèles
peuvent très bien s'infecter en absorbant du sang contenant des croissants. D'où cette conclusion, que la méthode de prophylaxie par la quinine administrée aux
malades, ne peut suffire à elle seule pour faire disparaître le paludisme d'une région.

Celli lui-même, avait reconnu qu'il y a des fièvres résistant aux traitements les mieux conduits. En dépit de
la quinine, les récidives se montraient toujours. Aussi
faut-il continuer le traitement, bien que la maladie soit
en apparence guérie, c'est-à-dire le continuer pendant
toute l'année, en augmentant de surveillance aux appro-
ches de l'épidémie annuelle.

III. — *La protection mécanique des habitations et
des parties découvertes du corps.*— Ce moyen de prophylaxie est couteux, et présente de grandes difficultés
pratiques. Il peut être mis en usage dans les grandes ex-
ploitations, pour les ouvriers de l'État ou des grandes
compagnies. Celli reconnaît qu'il sera difficile de faire
pénétrer une telle pratique chez les paysans italiens :
pour qu'elle réussisse, il faut que ceux chargés de l'utiliser pour leur propre compte, soient convaincus de son
utilité, ce qui n'est pas encore.

Le principe sur lequel on s'appuie, vient de ce qu'il

faut éviter à tout prix, la piqûre du moustique infecté.
Quelques expériences encouragèrent les pouvoirs publics
et les particuliers à favoriser la protection mécanique.
C'est ainsi que Sambon et Low, envoyés par Manson sur
la côte d'Ostie (juin 1900), séjournèrent pendant la saison
d'été dans cette région insalubre, en travaillant dans les
marais, en effectuant des terrassements, sans prendre
d'autres précautions que ne rentrer le soir dans une ca-
bane construite *ad hoc* et très bien protégée contre les
moustiques. Ni l'un ni l'autre, ni aucun de leurs serviteurs ne furent atteints de la maladie, alors que tout autour, les habitants du pays furent en proie, comme chaque année, aux accès de fièvre.

En Algérie, le docteur Ed. Sergent a organisé une campagne antipaludique en été-automne 1902, à la gare de
l'Alma, localité particulièrement insalubre. Les résultats
ont été, d'après eux, encourageants, et le Gouvernement
général de l'Algérie a le projet de faire des expériences plus
étendues. L'année 1902 et l'année 1903, pendant lesquelles d'autres observations furent prises, n'ont pas été très
fiévreuses. Au contraire, l'été de 1904 en raison des pluies
abondantes de l'année, paraît se signaler par une épidémie sérieuse qui permettra de juger de l'efficacité des
mesures de protection mécanique que l'on a l'intention
d'employer. D'après le docteur Gros, les mesures recom-
mandées par les frères Sergent ne sont pas exécutées
d'une façon sérieuse. Il l'a constaté en Algérie, à la
gare de l'Alma (*Bulletin médical de l'Algérie*, juillet
1904).

Voici, d'après Celli, comment on doit concevoir la prophylaxie mécanique contre les piqûres de moustiques.
« La maison d'habitation sera entourée d'une large vé-

randah extérieure, à réseaux métalliques devant la porte d'entrée, pour le séjour des personnes à l'air libre et au frais. Il y aura des portes d'entrée également à réseaux et à fermeture automatique spontanée, une porte semblable fermera les escaliers, afin de mieux défendre la chambre à coucher. Pour la protection des cheminées, le moyen le plus utile qu'on ait trouvé, a été d'introduire un diaphragme, c'est-à-dire un châssis en fer avec réseau métallique, dans le conduit de la cheminée, à travers une ouverture linéaire faite dans le mur de la cuisine ou de la chambre supérieure ; chaque 10 ou 15 jours on retire le diaphragme pour le débarrasser de la suie, et on le remet en place sans avoir l'inconvénient de la fumée.

Dans les maisons de campagne, on ne peut et on ne doit appliquer aucune protection à la porte extérieure d'entrée aux étables ; mais il faut l'appliquer, au contraire, à la porte intérieure de communication entre l'étable et la maison.

Là où on aura à se mettre aux fenêtres, il sera bon que les réseaux soient placés de manière à faire une entroflexion en bas, afin que l'on puisse y avancer la tête. Dans le choix des réseaux, il conviendra d'adopter ceux en fil de fer zingué, vernis au feu avec des substances résistant à l'air marin, qui est le plus corrosif.

Pour protéger les parties découvertes du corps contre les piqûres des insectes, on se sert de chapeaux avec voiles et visière de très mince réseau métallique et de gants d'étoffe épaisse, pour qu'ils ne soient pas traversés par le dard des moustiques.

L'ancienne moustiquaire suspendue au lit du malade, est de plus en plus abandonnée, car elle ne donne qu'une fausse sécurité. Généralement mal attachée, elle est sou-

vent déchirée ou dérangée par les mouvements des dor-
meurs, qui dans les nuits tropicales, ont le sommeil
agité.

Les réseaux métalliques sont d'un prix élevé. A leur
défaut, on peut employer du tulle ou du coton, dont le
prix est très bas. Les mailles des réseaux métalliques ou
des tissus ne doivent guère avoir plus de deux millimè-
tres de diamètre.

En ce qui concerne la protection du visage et des mains
des personnes, on rencontrera de grandes difficultés par
suite de l'incommodité de semblable appareil. Cependant
pour les ouvriers qui travaillent la nuit, il sera bon à les
habituer à ne sortir que protégés de la sorte. Pour com-
pléter la défense, il sera utile de serrer le bas du panta-
lon avec des élastiques, et d'attacher le voile du visage,
à la partie intérieure du veston, de manière à ce
qu'aucune portion de peau ne puisse s'offrir aux piqûres.

D'autres procédés ont été mis en pratique pour éloigner les moustiques, mais ils n'ont pas la même efficacité que les précédents. C'est ainsi que les appareils de
ventilation, panktias, ventilateurs électriques, etc., chas-
sent plus ou moins les moustiques. A Colon, nous avons
vu les marins employer un procédé commode et peu
connu, et dont nous avons personnellement profité. Dans
les paquebots amarrés au warf du port, les hublots des
cabines restent naturellement, en raison de la chaleur,
ouverts toute la nuit, et les moustiques pénètrent dans
les cabines en piquant les personnes endormies. Les marins avaient imaginé d'allumer une grosse lampe à un
mètre ou deux du hublot des cabines; les moustiques
étaient attirés par cette lumière et ne rentraient pas dans

l'intérieur des cabines, restées absolument obscures.
D'ailleurs, par la simple précaution de ne jamais entrer
avec une lumière dans notre chambre à coucher, nous
avons pu, en Tunisie notamment, éviter les piqûres des
moustiques qui, sans cette précaution, nous assiégeaient
toute la nuit.

IV. — *Isolement des malades*. — La théorie de l'infection anophélienne exige cette mesure, qui n'est pas
toujours réalisable. Il faudrait éviter le voisinage des paludéens et aussi des indigènes, qui sans être atteints d'accès de fièvre, conservent néanmoins pendant longtemps
l'hématozoaire dans le sang. C'est pour cela que l'on recommande aux Européens de s'établir loin des agglomérations indigènes.

Dans les hôpitaux, les malades paludéens devraient
être isolés et protégés des piqûres par des toiles ou réseaux
métalliques.

V. — *Destruction des moustiques*. — Ce sont non
seulement les moustiques, mais leurs larves, à la destruction desquels on doit pousser. Chaque étang, chaque
mare, chaque flaque d'eau stagnante peut donner asile à
des milliers de larves d'anophiles ; cela fait comprendre
les difficultés que l'on doit éprouver à la mise à exécution
d'un pareil procédé.

Tout d'abord, tuer le moustique adulte est absolument
impraticable. On a cependant cherché à le faire, à l'aide
de procédés nombreux et variés, et dont on trouve la nomenclature dans les minographies spéciales, notamment
dans le rapport de Billet, déjà cité.

Les cônes dits fidibus, les poudres de pyrèthre, de cry-
santhème (zanzolina), très populaires dans le Midi de la

France et en Italie, servent à engourdir les moustiques mais ne les tuent pas.

Il est plus commode de détruire les œufs et les larves. C'est le pétrole versé dans les flaques d'eau, les bassins des jardins, les mares, qui est le meilleur moyen de destruction. Ross l'a expérimenté en grand à Sierre-Leone. Sergent, en Algérie, l'a combiné avec la protection mécanique contre les piqûres. Celli dit que les résultats de laboratoire furent très encourageants, mais que dans le champ indéfini de la pratique, les difficultés furent telles qu'on ne pourra guère de ce côté, sinon en des cas exceptionnels, obtenir la suppression de la malaria.

Il faut à peu près 10 à 20 centimètres cubes de pétrole par mètre carré.

Pour savoir si la pétrolisation est suffisante, il faut qu'à la surface de l'eau, on distingue une pellicule irisée. Les larves qui viennent respirer à la surface de l'eau sont rapidement asphyxiées, et si l'on veut réussir complètement, il faut renouveler assez fréquemment la pétrolisation, deux fois par semaine en moyenne.

On a également essayé la poudre de chrysanthème qui, mêlée à l'eau, empoisonne les larves.

Les systèmes basés sur la destruction des larves nécessitent le concours d'un grand personnel, coûtent cher, et dans certains pays, les bestiaux ne veulent pas boire l'eau pétrolisée. Ils ne sauraient donc être recommandés à titre exclusif.

On a pensé à combattre les moustiques et les larves par leurs ennemis naturels. Pour les moustiques, on a cité les demoiselles ou libellules, les araignées, etc., mais on ne voit pas comment on pourrait utiliser leur voracité vis-à-vis des moustiques.

Pour les larves, il semble que les poissons rouges ou cyprins en sont très friands, mais cela est contesté. Les larves des libellules se nourriraient également des larves de moustiques.

Des eaux suffisamment salées empêchent le développement des larves de moustiques. Streri en Italie a imaginé une pompe qui permet de refouler l'eau de mer dans les canaux d'eau stagnante, où pullulent les larves.

Le larvicide est une couleur d'aniline qui, dissoute dans l'eau, empoisonnerait les larves et aurait été de quelque utilité autour de Bologne.

Dans toute campagne antipaludique, il faut tenir compte de la biologie des larves des divers moustiques qui s'y rencontrent.

Ainsi les larves d'Anopheles ne se trouvent pas dans les eaux courantes, ni dans les eaux salées ou sulfureuses, ni dans celles qui servent au rouissage des plantes textiles; elles ne se retrouvent pas davantage aux embouchures des cours d'eau et ne dépassent pas une altitude de 1300 mètres. Elles vivent par contre dans les eaux stagnantes, plus ou moins polluées, alcalines, acides, calcaires ou ferrugineuses, et y recherchent de préférence les parties où croissent les végétaux. Les larves des culex, elles, se développent dans les eaux sulfureuses, et encore dans celles qui renferment les produits de la macération du lin ou du chanvre. (Perrone.)

Le major Ronald Ross, dans une note fournie au Congrès d'hygiène de Bruxelles de 1903, et que nous résumons en la traduisant, a donné les résultats de la lutte contre les moustiques, entreprise à Ismaïlia, à la Havane

et à Hong-Kong. A Ismaïlia, du 1er janvier au 30 juin de
l'année 1903, il n'y eût que trois fiévreux à l'hôpital, au
lieu de 52, dans la période correspondante de l'année
1902. A la Havane, en 1900, avant le commencement de
la campagne contre les moustiques, il y eût 325 décès
causés par la malaria dans la ville ; en 1901, année où la
campagne commença, il n'y eût plus que 151 décès ; en
1902, année pendant laquelle la campagne continua avec
le plus de vigueur, il y eût 77 décès ; et pour les cinq
premiers mois de l'année 1903, seulement 21 décès. A
Hong-Kong, les chinois fournirent en 1900, 887 décès,
541 en 1901 et 393 en 1902.

Ces renseignement avaient été fournis à Ross par le
major Penton (Ismaïlia), le colonel Gorgas (la Havane),
et un rapport médical officiel (Hong-Kong.)

Ces résultats sont fort démonstratifs évidemment, mais
ils ont été obtenus grâce à l'énergie que l'on déploie habituellement à l'occasion des essais d'une nouvelle méthode de prophylaxie. Pour qu'ils se maintiennent, il
faut que cette énergie du début se maintienne constamment, sans défaillance, et c'est ce qu'il y a de plus difficile à réaliser.

VI. *Travaux d'assainissement hydrauliques et
agricoles.* — Leur efficacité dans la prophylaxie du paludisme a été reconnue de tout temps, et l'on a toujours
vanté la culture pour faire disparaître les foyers malari-
gènes. La plupart des travaux d'assainissement ont pour
but de tarir les marécages, en les asséchant, de faire perdre au sol l'humidité, élément qui intervient, nous
l'avons vu, dans la genèse de la maladie. Aujourd'hui,
on sait que ces travaux ont pour effet de s'opposer à la
pullulation des moustiques, qui déposent leurs œufs dans

les mares, flaques d'eau, bassins, etc., partout où il y a de l'eau stagnante.

Drainage. — Il consiste à garnir le sous-sol de tubes d'argile, poreux ou non, ajustés bout à bout, qui absorbent l'eau du sol et la conduisent dans une tranchée et de là dans une rivière voisine, où tout simplement à une profondeur plus grande, où l'humidité sera inoffensive. On voit qu'un sol a besoin d'être drainé, quand en y enfonçant un bâton, à une profondeur de 40 ou 50 centimètres, il se forme un trou au fond duquel il y a de l'eau.

Quand la couche d'argile est voisine de la surface et qu'elle n'est pas trop épaisse, on peut la perforer au moyen de puits qui amènent l'eau de la surface dans les couches sous-argileuses. C'est ce qu'a fait M. Chambrelent, ingénieur, dans les Landes, qui ont été assainies par ce procédé.

Endiguement. — Sur le bord de la mer, et dans le cas où le sol est à un niveau inférieur à la mer, près de l'estuaire de certains fleuves, il se forme des dépressions marécageuses, qu'on évitera en construisant des digues puissantes, soit au bord de la mer, soit au bord des fleuves, dont les débordements plus ou moins périodiques ne pourront plus se faire. L'avivement n'est qu'une variété d'endiguement. Il consiste à construire une digue à la périphérie d'un étang ; dans cette partie l'eau est peu profonde, la profondeur allant en diminuant du centre vers les bords. Grâce à la digue, la profondeur deviendra plus grande, et les bords de l'étang ne seront plus humides, même en été ; il n'y aura plus de danger à ce que l'eau s'évapore, laissant à sa place une sorte de marécage.

Dessèchement des marais et des étangs. — Il faut détourner l'eau, au moyen de canaux vers la mer ou vers la rivière. Si le niveau du marais ou de l'étang est inférieur au niveau de la mer, il est nécessaire d'installer de puissantes machines d'épuisement.

Le colmatage consiste à détourner dans le marais ou dans l'étang les eaux d'une rivière très limoneuse ; le limon en se déposant finit par combler le marais. (Etangs de Narbonne comblés par les eaux limoneuses de l'Aude.)

Ces mesures doivent s'appliquer également aux marais salants qui, lorsqu'ils sont mal entretenus, laissent pénétrer l'eau douce, deviennent très dangereux.

Les ouvriers, employés à ces travaux courent de gros risques. Les vases retirées sont très septiques, et il convient de les désinfecter. On l'a fait en 1892, à l'occasion du curage du canal de Versailles. Il a suffi de 500 grammes de sulfate de fer, et d'un kilogramme de chaux vive par mètre cube de vase à extraire pour obtenir une stérilisation suffisante. Grancher et Thoinot ont vu que quatre cobayes inoculés avec les boues non désinfectées succombèrent à la septicémie de Pasteur, tandis que quatre cobayes inoculés avec des boues traitées, ne présentèrent aucun symptôme (Langlois).

Inondations. — Si un étang est desséché incomplètement, il devient très dangereux, et en l'inondant largement, on fera disparaître la cause d'insalubrité qui provenait de cet imparfait assèchement.

Culture et plantations. — C'est par la culture que la plaine de la Mitidja s'est assainie. C'est aussi par la culture qu'une partie de l'Agro Romano en Italie, est devenu moins insalubre.

Certains arbres doivent être préférés à d'autres en matière d'assainissement vis-à-vis du paladisme. Tel l'eucalyptus, dont les racines absorbent l'humidité et assèchent rapidement le sol, car cet arbre a une croissance très rapide. L'eucalyptus éloignerait les moustiques, mais les feuilles ou les autres parties de l'arbre ne jouissent pas, comme on le croyait, de propriétés fébrifuges. On a pu faire vivre parfaitement des larves de moustiques anophèles dans une infusion de feuilles d'eucalyptus.

D'autres arbres ont été préconisés, comme le filao (Vincent et Burot), l'héliante ou tournesol (Laveran), le houblon (Valentin).

Les bambous, dont la croissance est prodigieuse, ont également des propriétés asséchantes qu'il y a lieu d'utiliser.

Les moyens dont nous venons de parler en dernier lieu sont destinés à améliorer le sol, au point de vue agricole, en même temps qu'ils contribueront à la disparition des moustiques et de leurs larves.

Mais il s'en faut que l'agriculture marche toujours pareillement à l'assainissement, que celui-ci soit toujours la conséquence de celle-là. En effet, au point de vue de la lutte antipaludéenne, l'idéal, c'est d'arracher complètement le sol; mais l'agriculture, tout en bénéficiant du drainage, des plantations, ne s'accommoderait pas d'un assèchement complet. Il lui faut au contraire, dans beaucoup de circonstances, des irrigations étendues, lesquelles peuvent favoriser le développement des anopheles. Aussi faut-il se garder, en matière de paludisme, des exagérations, et proportionner la dépense aux exigences de la culture et de la prospérité d'un pays. Il faut, en un mot, savoir renoncer dans certains cas, aux procédés que la théorie indique comme les meilleurs, et faire un choix judicieux entre tous ceux qui ont été mis en avant.

Hygiène publique et hygiène privée dans le paludisme. — Ce qui vient d'être dit montre que dans la lutte contre le paludisme, toutes les forces sociales doivent intervenir. Il faut la collaboration de tous, des particuliers comme des pouvoirs publics, et cette collaboration doit être intelligente et soutenue.

Hygiène publique. — Les gouvernements se sont préoccupés des dangers que font courir aux populations les épidémies renaissantes de fièvres palustres. C'est surtout dans les colonies qui sont presque toutes situées dans les pays chauds, que la lutte est devenue acharnée, surtout depuis que les découvertes sur la propagation de la maladie ont donné à la prophylaxie une base rationnelle. Jusqu'à ces dernières années, on était persuadé que la lutte était impossible, que la malaria était en un mot inévitable. Aujourd'hui, l'horizon s'est éclairci, et l'on croit fermement, au contraire, à l'assainissement des colonies, grâce aux mesures prophylactiques.

Les gouvernements ont pris part au combat, en engageant les savants à poursuivre leurs travaux, en les encourageant par des subventions, des missions. Ross, en Angleterre, Koch en Allemagne, Celli et tant d'autres, en Italie, les médecins du Congo belge, n'auraient pu mener à bien leurs recherches, sans l'appui du gouvernement de leur pays. En France, les gouverneurs de nos colonies secouent l'apathie de la métropole, où les questions d'hygiène sont encore si peu comprises.

Le général Galliéni, à Madagascar, doit avoir une place à part au milieu de la pléiade des grands organisateurs, qui considèrent que l'hygiène doit venir au premier rang des moyens capables d'assurer le développement des colonies. En ce qui concerne le paludisme (rapport à l'Académie de Médecine, séance du 12 juillet 1904, par M. Kermorgant), la lutte est ardue et la maladie continue à faire des ravages dans certaines parties de l'Imerina centrale et du Fianarantsoa. M. Kermorgant fait remarquer que les recrudescences du paludisme coïncident avec le travail des rizières et la coupe du riz et aussi avec une plus grande pululation des anophèles. Ce n'est pas dans les rizières que les moustiques déposent leurs œufs, mais dans les nombreux trous, dans les excavations autour des habitations et des rizières. Il paraît même que le paludisme est plus grave que sous l'ancien gouvernement malgache, qui prescrivait d'assécher les rizières, une fois la récolte terminée. Aujourd'hui, les Betsiléo, au lieu d'assécher les rizières, les inondent; de là formation d'un marais éminemment malarigène (Dr Beigneux). Dans une circulaire du 13 juillet 1903, le général Galliéni recommande de nouveau l'assèchement des rizières, pratique tombée en désuétude, et insiste pour que les indigènes fassent disparaître tous les trous d'eau voisins des habitations, se servent de moustiquaires et de grillages métalliques, mesures qui ne sont pas acceptés complaisamment. Au contraire, l'absorption de quinine, qu'on distribue gratuitement, est fort prisée des indigènes.

En Algérie, le gouverneur général actuel, M. Jonnart, a mis dans son programme l'assainissement du pays et la lutte contre la malaria. Ce qui contribuerait à faciliter l'assainissement des localités encore insalubres en Algérie, ce serait l'application à la colonie de la loi sur l'hygiène publique du 15 février 1902. Malheureusement, en dépit de nos efforts, nous n'avons pu obtenir l'application de cette loi, qui se heurte à des difficultés d'ordre financier.

Comme nous l'avons montré récemment au Congrès Colonial de Paris (mai 1904), il faudrait s'inspirer des principes contenus dans cette loi, et rendre un décret qui sans tenir compte de la réglementation financière votée par le Parlement français, assurerait immédiatement l'exécution en Algérie des mesures que commande l'hygiène moderne. Nous imiterions en ce cas, le gouverneur de l'Afrique Occidentale, M. Roume, qui a trouvé le moyen d'extraire de la loi les dispositions immédiatement applicables et fait rendre par le Ministre des Colonies, un décret (14 avril 1904), qui en assure l'exécution dans son gouvernement. Plus récemment (17 juin), M. Roume, ouvrant la session du Comité supérieur d'hygiène et de salubrité publique de l'Afrique Occidentale, rappelait avec éloquence ce qu'il fallait faire pour l'assainissement des villes, qu'il fait reposer sur ces deux données ; adduction d'eau saine sans contamination possible, enlèvement des matières usées sans stagnation possible. Il rappelait aussi les ravages que fait le paludisme dans la colonie, s'appuyant sur des chiffres de 1903. A l'hôpital de Saint-Louis, sur 535 entrés, 292, soit 54 0/0 sont dus au paludisme et à ses dérivés ; à Dakar, la proportion s'élève à 63 0/0, à Gorée, à 48 0/0, à Kayes, à 55 0/0, à Conakry, à 60 0/0, à Porto-Novo, à 73 0/0.

Les gouvernements interviennent aussi par des lois ou des réglements touchant des points spéciaux.

En France, dit Laveran, il y a une loi, du 17 juillet 1860, qui oblige les communes et les particuliers, à mettre en valeur les marais et les terres incultes. Cette loi est lettre morte.

En Algérie, l'Etat fait distribuer de la quinine, qu'il vend à bas prix (0 gr. 50 cent. les 10 grammes) et donne gratuitement aux indigents.

Comme le dit Celli, il faut toute une législation sanitaire contre la malaria. En Algérie, on attend tout du pouvoir central, et les municipalités ne font pas assez pour assainir leur territoire.

En Italie, le Parlement a voté le 23 décembre 1900, une loi qui permet à l'Etat de vendre la quinine à bon marché, et le 2 novembre 1901, une autre loi qui oblige les patrons à traiter gratuiteme par la tn quinine leurs ouvriers. Cette loi établit également la défense obligatoire contre la pénétration des moustiques dans toutes les habitations des ouvriers qui travaillent directement ou indirectement pour le compte de l'Etat dans les endroits similaires.

Il est nécessaire pour tous les pays d'aller plus loin. Il faut régler le travail dans les lieux infestés par la malaria, et en Italie, on a déjà obtenu que des règles prophylactiques nouvelles et rationnelles soient imposées dans chaque contrat d'adjudication des travaux publics, dans les lieux infectés par la malaria. Nous avons déjà demandé que de pareilles mesures fussent prises en Algérie, et que la malaria contractée dans des travaux, soit assimilée à un accident du travail, tel qu'il est défini par la loi de 1898.

Un député, M. Breton a déposé le 5 décembre 1901, une proposition de loi touchant les maladies professionnelles. D'autre part, une commission extra parlementaire a été chargée de rechercher les maladies dont la profession est la cause organique, exclusive et essentielle. Bien que l'on ne semble viser que les intoxications saturnine, oxycarbonée, etc., il serait bon que les professions, telles

que celles de terrassiers, laboureurs, s'exerçant dans des
pays palustres fussent protégées, comme on a tenté de
le faire en Italie.

Celli dit encore : « Il faut une loi qui, dans les localités
malariques, oblige les propriétaires de terre à construire,
et leur donne pour cela toutes facilités, lesquelles font défaut ou sont insuffisantes, des maisons d'habitation pour
les paysans à demeure stable, et à locaux de refuge pour
ceux à demeure temporaire (Celli, *Archives italiennes
de biologie*, tome XXXVII, fasc. II, p. 33, traduction
Bouchard).

Enfin, le gouvernement doit développer l'instruction
antimalarique dans les écoles primaires, dans les écoles
de commerce, dans les écoles d'agriculture, dans les écoles coloniales, etc.

Hygiène privée. — Toute faute contre l'hygiène prédispose au paludisme. Aussi, chacun devra-t-il se pénétrer de cette vérité.

L'habitation du colon devra être bâtie suivant certaines règles. On l'édifiera sur une hauteur, loin du littoral,
loin des agglomérations indigènes (paludisme latent,
mais infectant chez les enfants de ceux-ci). Elle sera protégée contre le soleil et contre l'humidité, très bien ven-
tilée, tout cela indépendamment des mesures spéciales
de protection contre les moustiques. L'humidité devra
être considérée comme l'ennemi le plus dangereux, et on
s'efforcera d'assécher parfaitement le sol et le sous-sol.
Les fondations devront donc être soignées tout particulièrement. Le rez-de-chaussée, toujours suspect dans les
pays chauds, en raison du voisinage du sol, ne servira
pas de lieu d'habitation. Les chambres à coucher seront
à l'étage supérieur.

L'alimentation doit être soumise à des règles également précises. On sait que les écarts alimentaires coûtent cher dans les pays chauds, et que par l'embarras gastrique qu'ils occasionnent, ils prédisposent aux atteintes du paludisme. Certains aliments, en particulier la graisse, sont mal digérés, et en raison du surmenage hépatique auquel leur assimilation donne lieu, doivent être soigneusement évités. L'alcool devra être pris en très petite quantité dans les pays chauds, toujours pour cette raison qu'il agit sur le foie, l'organe qui, après la rate, est le plus vivement touché par le paludisme.

Les apéritifs (amers, absinthe, etc.) exercent une action nocive sur le système nerveux, qu'ils déprécient après l'avoir excité.

Il faut surveiller les sorties. C'est avant le lever du soleil et après son coucher, que l'on contracte le paludisme, parce que pendant le jour les moustiques sont endormis et ne piquent pas. Si l'on est obligé de sortir la nuit, le port du costume antimalarique dont nous avons parlé protégerait suffisamment, mais l'on ne trouve que difficilement des personnes voulant s'astreindre d'une manière continue à revêtir semblable costume.

Dans le jour, on se garantira des ardeurs du soleil, l'insolation pouvant favoriser l'éclosion des fièvres palustres.

Il est bon de faire bouillir ou de filtrer l'eau destinée à la boisson : c'est une bonne précaution, surtout si le paludisme peut se transmettre par l'absorption des œufs ou des larves d'anophèles contenus dans l'eau d'alimentation.

Les soins corporels ne doivent pas être négligés. Nous avons vu qu'un médecin belge, le docteur Védy, attri-

buait à l'inaction des voyageurs la facilité avec laquelle
ils contractaient le paludisme, au Congo, alors que l'exer-
cice les rendait plus aptes à résister à la malaria. L'exer-
cice, nous le croyons, est indispensable, à la condition
qu'il ne mène pas au surmenage.

L'hydrotherapie est la pratique hygiénique la plus im-
périeuse dans les pays à fièvres. Elle permet de se
maintenir à l'abri de l'anémie, même pendant les plus
fortes chaleurs. Les bains de mer, s'ils ne sont pas trop
prolongés et trop répétés, ont des propriétés toniques,
qu'on doit utiliser.

Bref, l'amélioration de toutes les conditions hygiéni-
ques de l'existence, l'augmentation du bien-être général
contribueront à atténuer l'endemicité malarique, ce que
l'on peut exprimer en rappelant un vieux proverbe tos-
can, cité par nombre d'auteurs « *La cura della Malaria sta nella pentola* ; le remède de la malaria est dans
la marmite » ce qui veut dire que le paludisme, s'il fait
des ravages parmi les populations faméliques, s'il décime
les individus tarés physiquement, est beaucoup moins à
craindre pour les organismes bien nourris, dont les
moyens de défense sont intact et puissants.

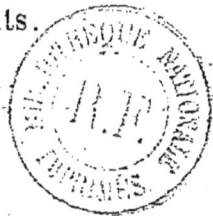

TABLE DES MATIÈRES

PREMIÈRE PARTIE

Etiologie.

CHAPITRE PREMIER

CHAPITRE II

CHAPITRE III

18.

CHAPITRE IV

DEUXIÈME PARTIE

Etude clinique.

CHAPITRE PREMIER

CHAPITRE II

CHAPITRE III

CHAPITRE IV

CHAPITRE V

TROISIÈME PARTIE

Anatomie pathologique.

CHAPITRE PREMIER

CHAPITRE II

HUITIÈME PARTIE

Prophylaxie.

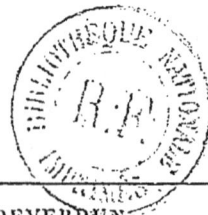

A. MALOINE, ÉDITEUR

25-27, RUE DE L'ÉCOLE-DE-MÉDECINE, 25-27

AUSSET, professeur agrégé à Lille. — **Leçons cliniques sur les maladies des enfants**, faites à l'hôpital Saint-Sauveur, 1896-97, 1897-98, 1898-99, 3 vol. in-8.   15 fr.

BENEDIKT. — **Le Biomécanisme ou néovitalisme en médecine et en biologie**. Traduit de l'allemand par le Dr Robert-Tissot. 2 vol. in 18, 1904.   5 fr.

BERDAL (Dr). médecin de consultation à l'hôpital Saint-Louis. — **Traité pratique des maladies vénériennes**. Affections blennorrhagiques. Ulcérations vénériennes non syphilitiques. Affections paravénériennes. Préface du Dr Tenneson, médecin de l'hôpital Saint-Louis, in-8, 1897, avec fig. et pl.   10 fr.

BERDAL. — **Traité pratique de la syphilis**, seconde partie du traité pratique des maladies vénériennes, avec 58 simili gravures et 18 pl., dont 17 en couleurs, in-8, 1902.   15 fr.

DELACOUR. — **Le Syndrôme adénoïdien.** Ozène. Végétations adénoïdes. Appendicite chronique. In-8. 1904.   4 fr.

KOCHER (Professeur de chirurgie à l'Université de Berne). — **Manuel de Chirurgie opératoire**, traduit sur la 4e édition allemande par le Dr J. Stas. Fort volume in-8 avec nombreuses figures en noir et en couleurs, 1904.   25 fr.

LUTAUD (A.), professeur libre de gynécologie, médecin adjoint de Saint-Lazare. — **Manuel complet de gynécologie médicale et chirurgicale**, nouvelle édition entièrement refondue, contenant la technique opératoire complète et 607 fig. dans le texte, fort vol grand in-8°, 1900. Broché.   20 fr.

MACREZ. — **Formulaire index du praticien**, pour adultes et enfants (interfolié de papier blanc), in-18, 1904.   4 fr.

MARION. — **Manuel de technique chirurgicale des opérations courantes**, 2e édit., revue et augmentée d'une partie nouvelle concernant la technique de l'application des appareils, in-8, 1904 avec 626 fig.   8 fr.

STAPFER (H.). — **Traité de kinésithérapie gynécologique** (système de Brandt). Nouvelle méthode de diagnostic e de traitement des maladies des femmes. **Ouvrage contenant la traduction du livre de Brandt** et 135 figures, schémas et graphiques. Préface du Dr Pinard, 1 fort vol, in-8, 1897.   12 fr.

Imp. Beverdun, Buzançais

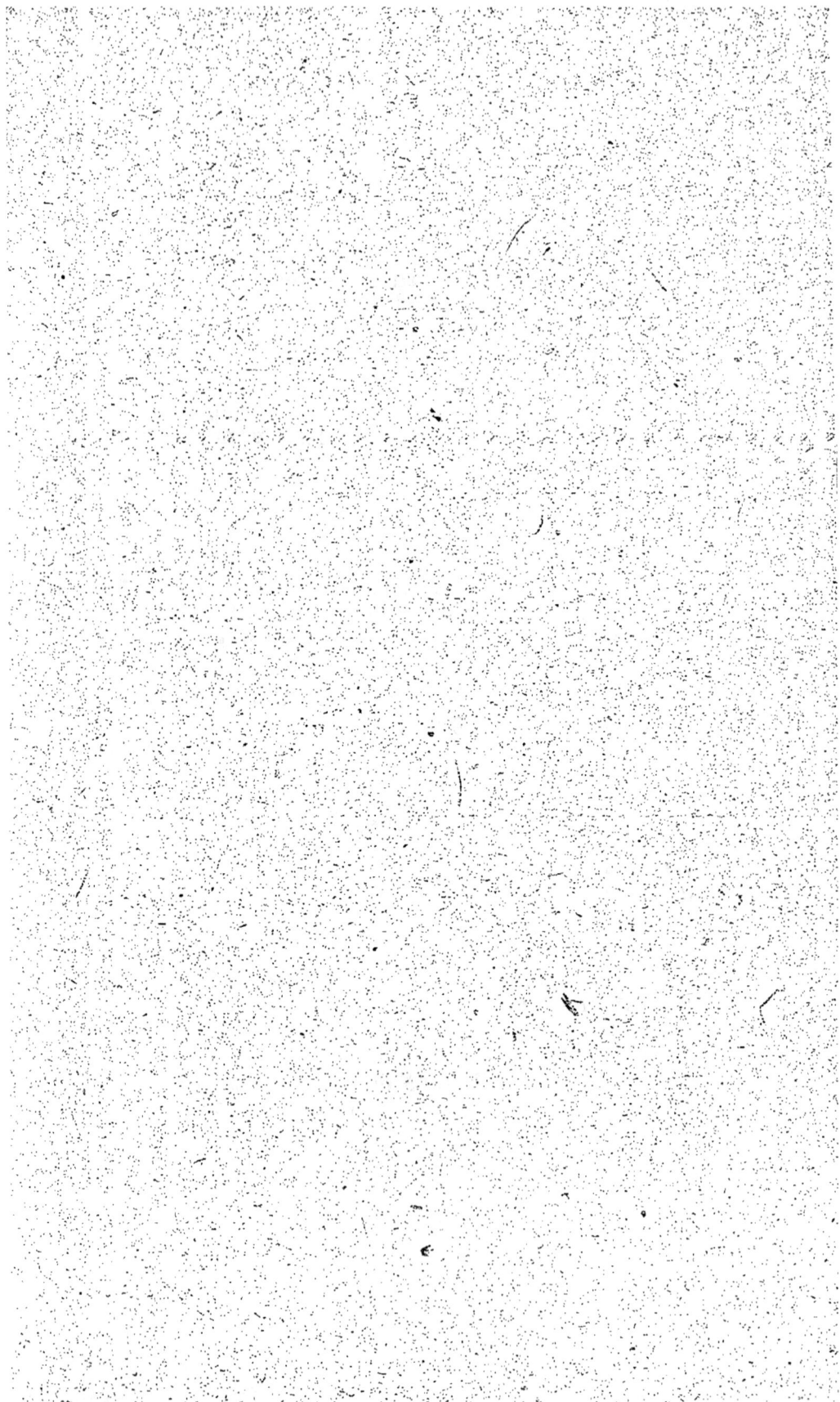